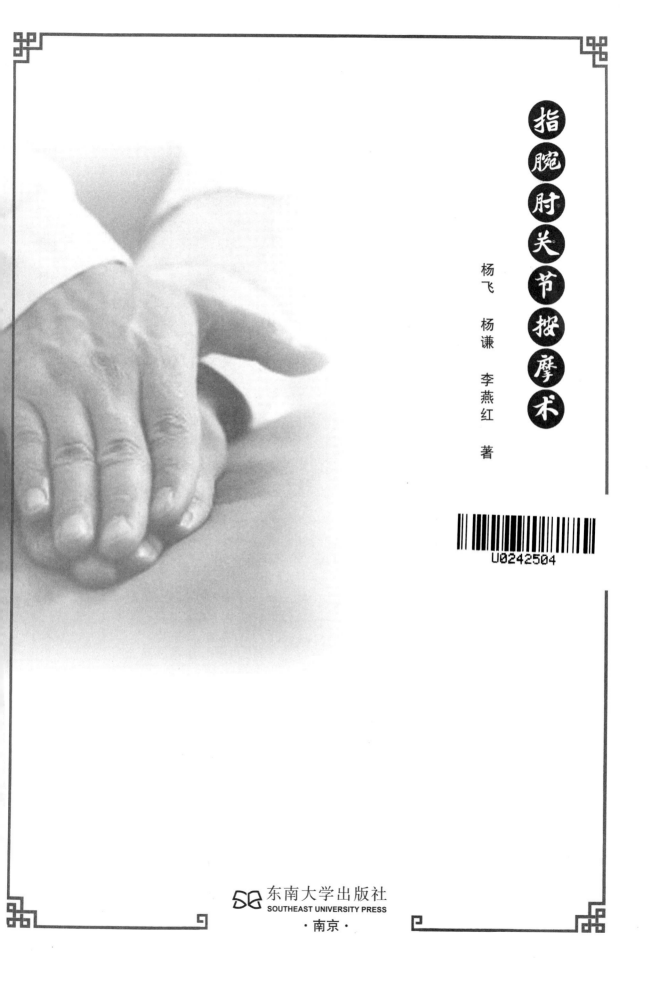

指腕肘关节按摩术

杨飞　杨谦　李燕红　著

U0242504

东南大学出版社
SOUTHEAST UNIVERSITY PRESS
·南京·

内容提要

指腕肘关节按摩术是一种创新按摩方法,它不仅可以较大地减轻医务人员体力消耗,还可以提高临床疗效。本书图文结合,重点介绍了该手法的具体操作和临床运用,并试图从生物力学方面来探索其省力增效的原理,以此为推动中医按摩技术的发展抛砖引玉。本书内容新颖、易懂实用,可为按摩工作者、爱好者,以及在校中医相关专业学员提供借鉴和参考。书中介绍的自我按摩方法,亦可为寻求健康的人群提供参考。

图书在版编目(CIP)数据

指腕肘关节按摩术 / 杨飞,杨谦,李燕红著. — 南京:东南大学出版社,2023.5
ISBN 978 - 7 - 5766 - 0754 - 3

Ⅰ. ①指… Ⅱ. ①杨… ②杨… ③李… Ⅲ. ①按摩疗法(中医) Ⅳ. ①R244.1

中国国家版本馆 CIP 数据核字(2023)第 087971 号

责任编辑:胡中正　责任校对:子雪莲　封面设计:毕　真　责任印制:周荣虎

指腕肘关节按摩术

著　　者	杨 飞 杨 谦 李燕红
出版发行	东南大学出版社
社　　址	南京四牌楼 2 号　邮编:210096　电话:025 - 83793330
网　　址	http://www.seupress.com
电子邮件	press@seupress.com
经　　销	全国各地新华书店
印　　刷	常州市武进第三印刷有限公司
开　　本	787 mm×1 092 mm　1/16
印　　张	11.25
字　　数	280 千字
版　　次	2023 年 5 月第 1 版
印　　次	2023 年 5 月第 1 次印刷
书　　号	ISBN 978 - 7 - 5766 - 0754 - 3
定　　价	45.00 元

* 本社图书若有印装质量问题,请直接与营销部调换。电话(传真):025 - 83791830。

前言····

　　当前,随着生活水平的不断提高,人们对防病治病的理念也在提升。大多数人都希望自己的体质强壮、生理机能健全、少生病或不生病。尤其是近几年我国人口老龄化日趋严重,健康长寿已成为越来越多人迫切追求的生活目标。

　　如何才能满足这一社会需求? 积极开展体育运动是促进全民健康的好方法,但是它不能替代疾病的治疗。治病前的诊断,需开展各种物理、生化检查;治病时的用药,伴随副作用;某些慢性病需长期打针;开肠剖肚的手术是病到一定程度时,才被迫接受的方法,等等。这些给人体所带来许多的损伤和痛苦,已成为社会的共识。面对这种种社会现实,你想到过采用中医按摩的办法吗? 实践证明:虽然它不能包医百病,但它确实是一种既可以防病保健,又能治疗疾病两者兼备的好方法。

　　我是一名中医师,从医已有四十余年。多年来由于工作的需要,曾多次转换工种:在中医这个行当中,既当过汤方医生,也搞过针灸、推拿;既做过内科医生,也干过骨伤科医生。古语说得好:行多必穷。当我认识到这个问题时,我就有意识地将自己的行医方向,逐渐转向按摩推拿。在一般人的眼中,按摩推拿是个体力活,费力又费时,收费水平又低,很多青年望而却步,还有些青年医生半途而废,逐渐转向改行。然而世上的事总有其两面性,其不利的一面可以在一定的条件下转变为有利的一面。关键是必须具备一定的条件。我通过多年的磨炼和长期的辛勤付出,终于找到了这个转化的条件。发现:其一,按摩推拿的应用范围较广,可以在很多医学科目中得到应用。因它具有安全、有效、便利和无创伤的优点,使它成为大多数人容易接受的一种绿色疗法。其二,我们可以对传统的常规的按摩手法进行改造，作出合理的调整和组合，就可以使操作者大大地减少体力消耗，降低劳动强度，使其省力又增效，为从业者摸索出了一条优选之路。当然，还有一个更时尚的，就是用机器人代替人工，即便如此，它也需要软件设计，更依赖用实效的原理来作支撑，否则是很难成功的。

经过四十余年的临床实践和理论探索，这种既可用于防病健体、美容瘦身，又可治病疗伤的按摩方法成功地诞生了，目前已在多个医学科目中得到广泛应用且安全有效，这就是本书要向大家重点介绍的——指腕肘关节按摩术。如果你对它感兴趣，想了解和学习它，就来拥抱它吧！相信它一定能给天下人的健康带来福音！

杨 飞

二〇二三年二月九日

目录

ZHIWANZHOU GUANJIE ANMOSHU

指腕肘关节按摩术

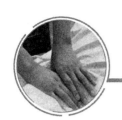

第一章
中医按摩技术发展的历史渊源

中医按摩技术和其他中医治病技术一样,是中华文明的一个重要组成部分,它的产生可以追溯到人类出现的早期。

人们在大自然生存的活动中,不可避免地会遇到与外界的触碰,如山石、树木,甚至与野兽的搏斗,都可能带来外伤疼痛;或被昆虫叮咬后出现瘙痒疼痛;或在接触到一些植物枝叶的刺激所带来的不适,都会不自觉地用手去抚摸或者揉捏,抓抓挠挠,拍拍按按,以此来缓解痛苦。其实这就是最早时期的按摩术雏形。据此我们可以推断:按摩是人类最早的治病方法。

后来经过世代人的无数次重复实践和总结,逐渐积累了用手法来合理处置疾病的方法,并产生了一些规律性的自然的保健与医疗的认识,并经过不断地总结提高,逐渐形成一门无创伤性的、自然的、绿色的保健与医疗学科——中医按摩学。它无疑为人类的健康、延寿、治病、康复做出了历史性的贡献。

今天,我们应该努力学习和继承这一中华文化的历史遗产,并在实践中不断创新,将其发扬光大,承担起我们这一代人的历史使命。这也是本书编写的主要目的。

中医按摩术,古称按跷、按杌、折支、按摩、推拿等等,是人类最早的医疗方法之一。早在中医学诞生之初,人们通过艰苦地寻医探索发明了多种不同的治病方法。其中属于内治的方法有汤液法(草药煎煮内服)、导引法(通过自我意念调理)。属于外治的方法有按摩针灸拔罐法(均在人体经络基础上)、割治法(外科手术)、体疗法(武术、体操)、刺血法(局部放血)。还有属于心理治疗方面的祝由法(信仰传输、心理疏导)等。

春秋战国时期

中医按摩术早在春秋战国时期就有文字记载。《路史》曰:"上古之时,神农命僦贷季理色脉,对察和齐摩踵谆告,以利天下。"《孟子·梁惠王上》赵注"为长者折支"。《周礼疏案》中有"扁鹊过虢境,见虢太子尸厥,就使子明炙汤,子仪脉神,子游按摩"施以抢救的记载。说明早在 2 200 多年前,按摩就与其他一些医术一起作为主要的治病手段了。

秦汉三国时期

中医按摩技术不断提高,特别是在理论上有质的飞跃,出现了一些具有里程碑式的医学著作。最具代表性的就是西汉晚期成书的《黄帝内经》。它对秦汉以前的医学成就进行了集中整理,其中有不少关于按摩方面的总结和阐述。如《黄帝内经·素问·异法方宜论》曰"中央者,其地平以湿……故其病多痿、厥、寒、热,其治宜导引、按跷"(中央指今河南洛阳地区)。《黄帝内经·素问·血气形志篇》中"形数惊恐,经络不通,病生于不仁,治之以按摩醪药"。据统计,《黄帝内经》中对按摩治病方面的论述有二十余篇之多。

另外,与《黄帝内经》同时期的最具专业性的一部医著叫《黄帝岐伯·按摩十卷》,是当时集按摩技术成就之大成之宝。可惜因战乱,该书已佚失。这是一个历史性的损失,但其中的一些内容有部分散在记载于其后的一些医书中,得以流传。

东汉时期　长沙太守、著名中医学家张仲景也在中医经典《伤寒杂病论》中指出:"若人能养慎……四肢才觉重滞,即导引、吐纳、针灸、膏摩,勿令九窍闭塞。"他把按摩作为治病健身的常用方法。

三国时期　名医华佗是中医外科学的鼻祖,但他也是按摩导引的积极推行者。《华佗别传》记载:"有人苦头眩,头不得举……濡布拭身体……以膏摩立愈。"他还创有"五禽戏"来健身防病,至今广传民间,受到广大民众的喜爱。

魏晋南北朝时期

随着宗教盛行,按摩也得到了新的发展,不仅在医疗上有所提升,而且在养生、延寿方面得到了应用。东晋著名道家名医葛洪在其《抱朴子》中有专篇"按摩经导引经卷"的论述。又在《肘后备急方》中提出"用手指掐虎口(合谷穴)治嗓子痛""令爪病人人中治卒死(昏迷)"等多种按摩急救方法。

公元 527 年,印度佛教高僧达摩到魏传教,带来按摩方法,称为"一指禅",给中国按摩术增添了新的内容,之后,中国按摩术不断与外国交流。据学者黄厚璞研究:我国约在 1000 多年前,康富所著的《按摩手册》,就曾被译成法文传入法国。后经瑞典人林氏在此基础上加以修改,创立了南洋按摩术。

隋唐时期

公元581年至907年。在这320多年期间,中医按摩技术得到了高速的发展。首先,按摩得到了统治者的认可和推广。在医疗体制上,太医院专门设立了按摩科,并且配置了齐备的从业职位,设有按摩博士、按摩师、按摩生、按摩工,定期组织按摩技术教学传授。

许多新技术产生于医学家之手。隋朝太医巢元方的《诸病源候论》中将诸病的按摩方法均列入各病之尾而加以推广。唐朝的孙思邈在其《千金要方》中详细地介绍了"老子按摩方法49种",并将膏摩方法作了系统推广。名医王焘的《外台秘要》,还有大书法家欧阳询,高僧慧琳也分别在《艺文类聚》及《大藏经音义》等书中,大力推介导引、按摩之术。

当时社会大力崇尚按摩,使中医按摩业得到较快的发展。

宋金元时期

由于宋朝统治者在治国策略上重文轻武,不太重视医疗方面的发展,因此没有沿袭唐朝的制度在太医院中设置按摩科。但是由于医疗不可或缺,在宋徽宗(赵佶)时期,还是在官纂的《圣济总录》中,将按摩列入专篇来介绍。

作为金元四大家的张从正,在医疗实践中认识到按摩有较强的发汗功效及温通闭塞的作用。因此他在医学领域竭力推广按摩术。他在其代表作《儒门事亲》中,把按摩术列入他所创立的"汗、吐、下"三法之中进行积极推广,取得了很好的临床效果,得到了医学界的充分肯定。

金元时期还将按摩术应用于妇产科,用来催生助产,获得成功,为按摩开拓了新的应用领域。

明代时期

按摩技术重新得到官方的重视和民间的推崇。明史《百官志》言,重新把按摩列为十三科之一。民间人士也纷纷将按摩作为健身的妙法。

中医名家,易水派代表人物张景岳,在《类经》中提倡按摩疗法并且强调在治疗时,必须注重辨证论治,这在一定程度上提高了按摩的医疗水准。

由于医家的推介和民众的信任,按摩在小儿科的应用逐渐得到发展,开辟了按摩实践的新天地。小儿按摩由于简便、疗效快、病家易接受,逐渐在社会得到推广。许多医家的经验总结,也应运而生。其中有代表性的诸如:杨继洲《针灸大成》卷末所附《小儿按摩经》、龚云林的《活婴秘旨推拿方脉》、周狱书的《小儿推拿秘书》等,对小儿推拿都起到了积极的推动作用。

清代时期

这一时期,中医按摩也得到了一定的发展,虽然朝廷没有专门在太医院设置按摩科,但是保留有按摩御医职位,设在"罩办处"(即正骨科),隶属于上驷院(内务府直辖管理),其重视程度也不亚于太医院。

清朝按摩立"正骨"为名。吴谦在其名著《医宗金鉴》中以"摸、接、端、提、推、拿、按、摩"八法为旨,详解正骨心法,独有见地,可谓标树了教科书式的样板。

清代医家还对按摩的保健作用作了总结提高。吴尚先的《理瀹骈文》介绍了"饭后摩腹助脾运,免积滞"。《摄生要方》有"面宜常擦,腹宜常摩"等十六种自我按摩和医疗体育的内容,其他诸如《勿药元诠》《养生三要》等养生保健方法层出不穷。

此外,小儿按摩在清代有了进一步发展,不仅继承了明代的各种技法,还推陈出新,涌现了新的学术流派。如:熊运英《小儿推拿广义》中列有 1 675 条文,将小儿病分门别类,分为 20 门,并指定阳掌 18 穴,阴掌 9 穴,足部 13 穴,用此治疗各种病症,并绘制手法图,非常便于医者临床使用。

还有张筱衫的《厘正按摩要术》记述了按摩治疗八法的应用。骆潜庵《幼科推拿秘书》、周松龄的《推拿辑要》等均各有千秋。

民国时期

此期间,由于战乱频发、外侵不断,中国人民处于水深火热之中,民不聊生,生计困难。中医按摩业无例外地遭到重创。社会上只有少数家传按摩师,以谋生为要,且朝不保夕、入不果腹,更难顾及事业的发展。这一时期是中国历史上按摩事业停滞、倒退的时期。

中华人民共和国成立至今

中华人民共和国成立后,在党的中医政策指引下,中医按摩专科得到了长足的发展,具有标志性的是政府大力扶持中医事业。自 20 世纪 50 年代起,许多地方先后设立了中医门诊部,其中设有按摩科。1955 年国家成立了中国中医研究院,并设附属中医院。1958 年起,北京、上海、成都、广州、南京先后成立了中医高等院校。从此中医按摩业也登上了高等教育的殿堂,彻底改变了之前按摩只能靠"师带徒"的个人传授为继的单一教育方式,为广大人民群众都能学习掌握古老的中医按摩技术打开了大门。

自此在普及的基础上,对中医按摩技术总结和提高,国家也为此做了大量的卓有成效的工作。

1958 年上海推拿学校编写了新中国成立后第一部中医按摩统一教材《中医推拿学》,为中医按摩学科的教育提供了范本。

1960 年原卫生部委托上海推拿学校举办了全国第一届推拿师资培训班。自此,中医按摩师资的培养步入了国家发展的轨道。

60 年代以后,中医按摩在临床的应用,逐渐扩大。由传统的骨伤科、内科、妇科、儿科探索性地扩展到了麻醉科、传染病科、五官科等其他医学各科。与此同时,国家还对散落在民间的优秀推拿按摩手法,进行了大量的搜集研究,对专科古籍进行整理研究,使其得到系统的理论化提高。具体有:对传统按摩八法和经穴推拿手法的总结;对《按摩经》手法 24 则的发掘;对提筋拍打、点穴等疗法的研究;对一指禅手法的推广;对长沙马王堆出土的《导引图》《足臂十一脉灸经》的整理和总结。这些都对推动按摩业的发展起了很大作用。

尤其是 1975 年 5 月,开国总理周恩来抱病指示中国中医研究院,连续举办了三期全国手法治疗软组织损伤学习班。班上理论联系实践,接待诊治了来自全国各地约 7 万人次的病例,积极推广河南民间医生罗有明的一系列正骨按摩手法。极大地鼓舞和推进了中医按摩事业的进步,在中医按摩发展史上留下了浓墨重彩的一笔。

国家还注重中医按摩理论和各种技术流派的研究和发展。据不完全统计,中国按摩的流派有几十种,光有文字记载的按摩手法就有 200 余种。在国家的大力支持下,中医按摩理论研究和经验总结书籍像雨后春笋般不断问世,各种学术交流活动空前繁荣。各类按摩专著纷纷出版发行,像《推拿学》《中医按摩疗法》《小儿推拿》《脏腑经络按摩》《点穴疗法》《魏指薪治伤手法与导引》《李墨林按摩疗法》《朱金山推拿集锦》《实用推拿学》等带来了中医按摩事业欣欣向荣的景象。

如今,中医按摩技术将在与世界各国的学术交流中,在与先进的科学技术结合中,不断丰富自身的发展。相信必定会迎来更加完善、更加先进、更加灿烂的明天。

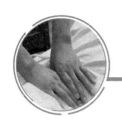

第二章
国外按摩技术的特点及中外按摩的异同

目前世界其他国家和地区的按摩技术都在不断发展,其中具有代表性的流派主要有:欧洲流行的欧式按摩、美洲的美式整脊按摩以及在亚洲广泛流行的日式按摩、韩式按摩、泰式按摩和中国港式按摩。

欧式按摩的技术特点是:手法多沿肌纤维、血管、淋巴管走向操作,使机体产生酸、麻、胀、痛的感觉,以此来调整人体的不适。寻找人体的痒感刺激区、性感带实施刺激,以达到欣快、轻松的生理需求。按摩时常配用精油作为介质来提高按摩的效果。中国港式按摩多承袭了这些方法,集中体现了西欧保健按摩的功效。

现代欧式按摩有两大发展方向:一个是趋向于与内脏相联系的体表生物全息模式,如:足反射区疗法,耳、手部生物反射区疗法。另一个是向美式脊疗方向靠拢。

美式按摩的技术特点是:以矫正脊椎的偏移,来恢复和维持健康的一种自然疗法。主要是指美式整脊疗法。这是1895年由美国一位叫丹尼尔·大卫·帕尔默的民间医生发明的,他意外地在一次通过矫正脊柱时而使一位患者恢复了已经失聪了17年的听力。这使他大为惊讶。此后他开始有意识地探索通过矫正脊柱的方法来治病。最后终于创立了美式脊椎矫正学。通过对脊椎神经相应部位的刺激,来解除许多疾病;通过相应的手法操作来矫正有问题的脊椎位置,恢复相关神经系统的调节功能。因该疗法合理,疗效肯定,且安全性稳定,2005年得到了世界卫生组织WHO认可,相继也得到了世界许多国家的法律许可,并加以推广。20世纪80年代末,经钟士元、董立安等医生的努力,将美式脊椎按摩术传入我国,使其在国内得以传播。

日式按摩的技术特点:主要采取按压为主的手法,在人体的腧穴、皮肤、肌肉上点按刺激对全身进行调整。日式手法虽然简单,但对皮下毛细血管刺激可促进微循环,促进肌肉收缩、伸展,增强皮肤弹性,加速淋巴液流动,从而提高人体的免疫力。日式按摩主要用于保健和改善人的亚健康状态。

韩式按摩的技术特点:以头面部按摩为重点,强调调畅情志、解除疲劳。其特色手法是松骨手法。通过对相关部位进行扳、抻、推、挤来松解关节,达到放松关节、舒经活络、修复劳损、增强免疫的目的。此外还通过热敷提高疗效。在放松四肢关节以后,将温暖的麦饭石布袋放置颈、腰、小腹、膝关节等部位,热敷10分钟,促进人体毛孔开放、热能渗入骨缝肌间组织,达到祛风除湿、活血化瘀、补益肾气的作用。此法对风湿、类风湿性疾病多有效果。

泰式按摩的技术特点:多采用被动的瑜伽手法,如扳、搂、背、踩、拉,对相应部位进行整复,并配合印度瑜伽的草药外敷。可治疗全身各种疼痛性疾病,尤其是关节僵硬、屈伸不利等软组织损伤,对工作紧张综合征、疲劳综合征、神经衰弱等都有独到的疗效。

通过以上对国外按摩技术的宏观了解,将其与中医按摩作一比较,我们可以看到各自在技术上均有其特点,现列表总结如下:

表 2 - 1　中外按摩技术特点比较表

中医按摩术	以中医整体观念、辨证论治为指导原则。以人体经络系统为基础,手法众多。强调临床需均匀、有力、持久、柔和应用,以治疗见长,保健相辅。治病可结合其他外治疗法
欧式按摩术	以现代西医理论作指导,重视局部对症治疗。以保健见长,多以心理、生理满足为目的,善配用介质提升效果
美式按摩术	以现代西医理论为指导,以脊柱解剖学,脊神经生理、病理为基础,用矫正脊椎来治疗多种疾病见长,强调脊柱复位的重要性
亚洲各国按摩术	以各国传统手法为主体,以局部治疗为主,结合药物外敷。其保健功效较显著

对照以上中外按摩技术的特点,我们可以清晰地看到,两者具有一定的相同点,也有不同的地方。

中外按摩技术相同之处是:

1. 都是在各自国家的历史传承基础上发展而来。

2. 都属于无创伤性自然外治疗法。

3. 都对人的医疗、保健起到了有效的作用。

4. 目前都在积极地与先进科技谋求结合,迈向现代化。

中外按摩技术也有不同的地方,如:

1. 中外按摩的名称不同。中国古代称"按跷、按杌、折支、正骨、推拿"等。现代中医称为"按摩、推拿";国外有称 MASSAGE、整脊疗法,日本称"手技、指压"等。

2. 中外按摩的指导理论不同。中医按摩历经数千年,有着深厚的中医理论作指导,强调"天人合一",人体内外互联,经络贯通,功能互用。临床以辨证论治为原则。而国外主要以西方医学为指导,以人体解剖学为基础,相对而言,比较重视局部症状,治疗也以对症治疗为重点。

3．中国按摩技术,流派较多,具体手法可达 200 余种,学习和掌握起来比较困难。而国外的按摩手法相对较少,大多以按、摩、揉、拿等基础手法为主体。

4．中外按摩的着重点不同。中医按摩侧重在经络穴位,经过辨证论治,进行组方施法,而国外按摩则以四肢、脊柱、头面部为重点。

5．虽然中外按摩术均适用于医疗、保健,但相对来讲,中医按摩多侧重在治疗,而国外按摩则多把重点放在保健方面(美式整脊方法例外),并逐渐向生活、娱乐领域拓展。

6．中医按摩多利用手法的转换变化,来获得治疗的高效率。而国外按摩多借助介质和器械来提高疗效。

综上所述,国际上按摩事业都在不断地发展之中,中外按摩应该互相借鉴,取长补短,共同将按摩技术向前推进。

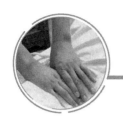

第三章
指腕肘关节按摩术的作用原理

一、中医学对按摩作用原理的认识

指腕肘关节按摩术,是在中医理论指导下和临床实践中,衍生出的一支新秀,隶属于中医按摩范畴。所以中医对按摩作用的认识也完全适用于本法。中医学认为按摩对人体的作用主要有以下几个方面:

1. 按摩可以平衡人体阴阳　《黄帝内经·素问·阴阳应象大论》中指出:"阴阳者,天地之道也,万物之纲纪,变化之父母⋯⋯"并以"阴平阳秘"的状态为标准来衡量人是否健康。反之,人体阴阳失衡,就是病态。按摩可以针对阴阳失调的具体情况,采用相对应的手法,如滋阴潜阳、补阳抑阴、平补平泻等手法,将阴阳失调的情况予以纠正。

2. 按摩可以调和人体脏腑之间五行生克的机制　《黄帝内经·素问·五运行大论》中说"气有余,则制己所胜而侮所不胜;其不及,则己所不胜侮而乘之,己所胜轻而侮之。"就是说:人体五行中的某一行,出现了太过或不及时,那么这个行同其他四行的关系在总体上就会失衡。如果不能及时予以纠正,则会出现强者越强而弱者越弱的情况,整个五行体系的运行就会紊乱,人则会生病。

以病例而言,若咳嗽日久、痰多清稀、食欲减退、大便溏薄、四肢无力、舌淡脉弱。中医辨证认为:此因脾虚失运,水湿滞化为痰,痰壅于肺,肺气虚弱,肃降无力、肺气上逆、咳嗽不止,脾虚大便溏薄。从五行关系上看,脾为土,肺为金,两者相生(土生金),脾强肺就强,脾弱肺就弱,据此在治疗上采取培土生金之法、和中化湿宣肺止咳,可选脾俞、肺俞、关元俞、大肠俞、足三里施以补法,取太渊、章门、太白、丰隆施以平补平泻。就使五行生克得到了平衡,达到治病的目的。

3. 按摩可以调理脏腑经络功能　经络的变化是人体生命现象的重要外在表现。它网络于人体的周身,外络肢节,内联脏腑,行气血运阴阳,是人体功能信息的联络、调节和反应的通道。《黄帝内经·灵枢·经别》讲"夫十二经脉者,人之所以生,病之所以成,人之所以治,病之所以起,学之所始,工之所止也"。指出:经络是人体气血运行的通道,对人的生存、疾病的形成以及健康的保持和疾病的治疗,均关系密切。

人在疾病状态下,会出现气血不和、阴阳偏盛和气机紊乱以及脏腑功能的失调等种种变化,这时可在相关人体部位施以手法,以此来调理经气、激发和调动经络的协调功能。"泻其有余、补其不足",使阴阳恢复平衡。

4. 按摩可以调整人体气血的运行　中医认为:人生命的延续要依靠体内气血的正常运行来维持。气血是组成生命体的基本物质,而它的生成、代谢又依赖脏腑功能的正常活动。在病理上,脏腑机制发生病变,可影响到气血的变化;而气血如发生病变,也同样可以影响到脏腑的机能。两者相互依赖、同属于一个整体。

健康状态时,气血在经络、脏腑的调节下,按照自身的运行规律运行;生病时,气血运行就会发生紊乱。气在人体内主要的运行形式是"出、入、升、降",气为血帅,血为气母,血随气行,共同经血脉流经全身,滋养着五脏六腑及四肢百骸。当按摩手法适当作用于经络血脉时,就会激发出经络的协调作用,从而调整气血的运行,纠正病态。

5. 按摩可以整骨理筋、滑利关节,舒筋通络,使"骨合缝筋还槽"　许多按摩手法多用于骨科及运动损伤的康复,是治疗软组织损伤的主要手段。人在日常生活中,常会遭到一些意外的损伤,带来"骨错缝"或"筋出槽"造成解剖位置的移位,带来伤病。针对性地施以手法,能正骨复位,理筋通络,消肿止痛,使其尽快恢复。

6. 按摩可以开窍醒神、清利头目、安神除烦,改善精神状态　点穴按摩在急救中有着广泛的应用。诸如:晕厥、昏迷、中风、中暑、溺水、触电、煤气中毒等。在神经科也有运用、如:神经衰弱、失眠症、神经耳鸣、内耳眩晕症、老年性痴呆、记忆减退等。采取合适的手法,均可得到较好的治疗效果。无病时,通过保健按摩可以未病先防、改善精神状态,提振"精、气、神"。

7. 按摩可以扶正祛邪,增强人体抗病能力　人体内的正气一方面来源于"先天之本"肾的功能,按摩可以通过壮腰补肾的办法,来填补"肾精"的消耗,从而维护"先天之本"的功能。另一方面人体的正气还依靠"后天之本"脾的功能,通过消化吸收外来的营养物质、补充生命所需。而按摩通过补脾胃的办法,也可促进脾的功能。此外,人体的正气还有赖于肺的"主气司呼吸"和"肃降"的功能来维护。按摩可通过补肺益气,通调水道来加强肺的功能,提高祛邪能力。

《黄帝内经·素问遗篇·刺法论》说"正气内存,邪不可干"。肺气充足,有利于抵御外来之邪。

8. 按摩可以调整人的情绪,改善心境,促进身心健康,延年益寿　中国自古就创立了"按摩导引术",将按摩手法和人的意识运动结合起来,进行自我导引按摩,身心并修,祛病健身,延年益寿。如已被国际公认的并适用于促进人类健康的大型体育运动:中国太极拳、八段锦,以及在国内盛行的"五禽戏""形意拳"等均与中医按摩密切相关。

二、现代医学对按摩作用原理的认识

现代医学的研究表明:按摩对人体的作用是多方面的,概括起来主要有以下几点:

1. 按摩通过调节人的神经系统,改变人体内能来健身治病　据现代生理学的研究表明:人的中枢神经与皮肤早在胚胎发育的前期,就同居于外胚层,全身皮肤的感觉神经与中枢神经产生密切的生理联系。当按摩手法作用于皮肤局部,作有节奏的良性刺激时,信息会传递到大脑,并通过中枢神经对人体起到向愈的良性调节作用。按此原理,当在人体体表神经走向上作按压时,可使其暂时失去传导功能,起到麻醉止痛作用。如当按压缺盆穴时,一侧的臂丛神经传导被暂时阻滞,立即就会出现上肢相应部位麻木,这可解除同侧上肢血管肌肉的紧张痉挛。当对委中穴作点压手法时,通过对腘窝神经的强刺激,可在较短时间内缓解急性腰腿痛。实验研究还证实,当手法刺激感觉神经,传入脊髓、脑干后,会通过导水管周围灰质和胶质,释放一种叫脑啡肽的物质,它能提高痛阈,起到较强的镇痛作用。

研究还表明:当手法通过感觉神经将信息传至脊髓及下丘脑时,会分泌释放出多种激素来调节内分泌功能。如分泌促皮质激素,释放因子作用于脑垂体前叶,再释放促肾上腺皮质激素(类固醇),继而进入血液,产生较强的抗炎症作用。多项研究表明:按摩通过调整人体信息,可改变相应的系统内能,增强身体的修复功能。

2. 按摩可通过调节体液的变化来增强防病治病的能力　人身的体液有很多种,这里主要指的是血液、淋巴液、体液免疫系统以及汗液、尿液。手法作用于人体,在力的作用下,首先可以促进血液循环,改善细胞的营养和含氧量,加速代谢产物的排泄。提高局部微循环和平衡全身的供血量。按摩还可以降低血液的黏稠度、软化血管,改变血液的分布,起到降低血压的作用。

通过手法还可以促进淋巴液的循环,提高人体的代谢和免疫功能;通过手法,调节交感副交感神经,促进汗腺、皮脂腺排泄体内有害物,同时调节水液使皮肤保湿柔润。

最重要的是按摩可调节人体体液免疫,影响血液成分的改变。据相关实验研究证实,在合理手法后,可使血流中中性粒细胞数下降,白细胞分类中的淋巴细胞比例上升,增强机体非特异性免疫系统功能。有利于炎症反应的消除,提高抗病力。

3. 按摩可以调整人体的解剖结构,矫正非正常的解剖位置,解除局部的炎性组织粘连,促进肢体机能的恢复　这其中最有实效的就是美国的帕尔默父子创立的脊椎矫正疗法,它通过手法,对脊柱的侧弯、椎体的偏移和关节的半脱位进行矫正,从而达到治疗多种疾病的目的。矫正移位的原理主要就是:用外力对相关脊椎推动复位,解除了脊神经被挤压和扭曲,使体内神经传导通畅,使生物电信号联络恢复正常。通过手法也使各种软组织,如血管、周围神经、淋巴管、肌肉、筋膜、韧带以及骨关节周围的附属组织都得到整理,从而有利于机体的修复。

4. 按摩可以调整患者的心理,提供良性信息,提高治病信心　按摩和语言引导相结合,可以有效地消除病人对手法的恐惧心理。让患者在按摩过程中,思想放松,排除顾虑,在心灵上得到抚慰。通过有效的治疗,逐渐增强耐受力,提振康复的信心,促进早日康复。

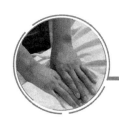

第四章
指腕肘关节按摩术的生物力学特点

在临床实践中我们体会到：指腕肘关节按摩的手法,除了具备前面讲述的按摩作用原理之外,就是它在生物力学方面,还有一些值得我们认真来认识和掌握的特点。我们知道,到目前为止,无论何种按摩手法,都是以人体与人体接触的方式来进行的,都需要在被按摩人身体的某部位,作适量的力的运作。这就是生物力学的作用。

从生物力学的角度来看,按摩就是运用生物力学的原理,来实现其医疗和保健作用的。综合目前对此研究的成果表明：按摩主要是通过三个方面的途径来起作用的。一是用按摩产生的力直接向人体输入能量,利用由此产生的机械能,纠正异常的解剖结构,改变病人的病理状态。如治疗腰椎间盘突出时,使椎体棘突偏歪得到纠正,有利于损伤的恢复。二是通过按摩手法的组合运用,使其产生的机械能,在体内转化为其他生物内能,如：热能、光能、生物电能以及化学能等,再起到调节人体机能的作用。三是通过按摩手法的作用,将力能转变为"生物信息",然后传入大脑,传入人体某系统或器官,起到调整机能、改善病理状态的作用。

因此,按摩的手法使用是否合理,按摩质量的好坏,对所产生的效果就有着直接的影响。下面我们来具体地看看,指、腕、肘关节按摩手法在哪些方面体现出了生物力学的特点。

1. 寻求最佳疗效,要掌握力的分布和使用 根据生物力学的原理：按摩的疗效与三种因素紧密相关。一是与力的刺激量大小相关；二是与用力时间的长短有关；三是受力者对力的耐受程度相关。因此我们在指、腕、肘关节按摩时,对如何有效地分配这三者的关系,宜作为首选来处理。首先要从病人的体质来选择手法。如：病人体质强、体重大、肌肉丰满者,我们就选择较强刺激的手法为主,在用力上,使其产生明显的疼痛、酸胀、麻木感,并见表皮充血、发热,甚至有时还令其出点汗。反之,若对体弱、体重轻、较瘦者,就要采用中度或轻度刺激量手法,使其感到有轻度的酸麻胀痛感觉,局部皮温稍有上升即可。其次在按摩的时间上,前者施法的时间较一般体质的人要相对长一些,后者施法时间要稍短一些。临证时,应因人而异,以受术者感觉到有一定的刺激,但又能忍受为度。

2. 运用指腕肘关节按摩,多采用的是生物复合力的作用　从生物力学角度而言,按摩所产生的力,主要是压力、摩擦力、牵引力和张力。按摩的手法在使用中,大多不是这些力的单一运用,而是组合运用,使手法所产生的复合力来求得较好的治疗效果。指腕肘关节按摩术,采用多着力点的按摩方法(详见第七章"按摩主要手法"一节),来发挥力的组合作用。施法过程中,可以随时调整手形,转换手的不同部位操作,也可同时用不同部位着力,使其产生组合力。这样不仅巧妙地运用了生物复合力,还会减少因某种动作反复做久了,所产生的运动疲劳和受术者产生的耐受疲劳,从而保持了按摩的力度和时间的持久。既节省了按摩者的体力,又保持了按摩效果,将力的分布和疗效合理地统一起来。

例如:我们在按摩过程中,针对一些特殊的病情,附加一些组合办法,来提高疗效。针对一些急症的治疗,由于时间紧,要求治疗必须在较短的时间内见效。这就要成倍地增加刺激量,才能遏制住病情。像心绞痛发作时,取至阳、膻中、内关穴;胆绞痛发作取胆囊、太冲穴;肾绞痛发作时,取委中、蠡沟、水泉、三阴交穴;牙痛取合谷、外关穴等。如果使用一般的刺激量,是不能满足治疗的需求的。这时就可借助施术者自身的体重,来增添压力和保持刺激的持久性。再如:我们在整颈时,施用顶法。一般要求受术者主动与之相配合,反复地做颈部前屈和后伸动作,这样当屈颈时,顺势向上拉抬头部;当颈后伸时,用拇指指间关节突上顶颈椎棘突两侧。从生物力学角度来看,这不仅可以在颈的屈伸过程中,牵动颈部肌群的张力,来辅助按摩,而且也在与主体互动之中,增强了指间关节突的向上顶力,从而形成了生物复合力的协同组合作用,其收效是非常明显的。

3. 指腕肘关节按摩,多数是采用关节突出部位来施法　这样其着力点所接触的人体表面积较小,而在按摩力度相等情况下,其压强相对却较大,对人体的刺激量相对也较大。根据生物力学的原理:在用力相等时,以不同的手法作用在同一部位,会产生不同的刺激量,也会带来不同的按摩效果。所以如果使用指腕肘关节按摩术来操作,无需用多大的力,就能达到所需要的刺激量(不是刺激量越大,效果就越好,超量有时会适得其反)而产生满意的医疗、保健效果。这可为施术者减少较多的体力消耗。这正如《医宗金鉴》所说"一旦临证,机触于外,巧生于内,手随心转,法从手出",机圆而法活。

4. 指腕肘关节按摩,经常是通过点、线、面三个不同维度来发挥效能的　比如我们用点法时,着力点较为集中,力的方向是垂直向下,可以充分发挥力向人体深部的渗透作用。用拨法时,四指并拢,伸指握拳,用近端指间关节突,多个着力点。横向水平移动,形成了线的往返摆动力,由于它的刺激量超出了指头力度,且操作起来也较为省力,尤其在拨脊柱棘上韧带时,就可充分反映出它的优势。同样用以上的手形,在做推法时,就形成了面的作用,其覆盖面较宽,如用双手同时操作,其人体表的覆盖面就更大,充分发挥了着力面大的优点。尤其适合在背、腰、臀部等面大肉厚的部位施用。有选择地在按摩中施用点、线、面的手法,在做相同的功时,就可节省时间,减少体力消耗,提高按摩效率。

5. 寻找有效刺激点,进行重点按摩　有效刺激点如何寻找?主要有以下几个途径:一是前人留下的宝贵经验。从中国历代前贤的积累和总结及临床经验里汲取。认真读书,勤求古训,并结合临床反复验证。二是虚心地向同道学习,虚心求教、勤于实践、获得真知。三是多操作勤思考,关注科研新成果,勇于探索。在实践中,不断自我总结,再放到实践中反复验证,以求得真理。

生物力学原理认为:按摩刺激量决定按摩的效果。总的刺激量,是由一定的时间来保证的。在特定的部位,用时越长,刺激量的积累就多,其治疗效果就明显。我们在实践中体会到:在有效的刺激点上,需要适当延长刺激时间,用来获得理想疗效。一般来讲,轻度刺激每个部位不超过半小时,中等强度的刺激不超过 20 分钟,强刺激每个部位不超过 10 分钟。全身保健按摩,以中、轻度按摩为主,一般不超过 1.5 小时。

有效的刺激点,一般选择于经验中的组合配穴;或者是某些肌腱、筋膜、神经的起始点或终止点,或是两块肌肉的交界处,或是敏感的压痛、酸胀点即阿是穴;抑或是特定的足反射区,以及某些耳穴。

6. 巧用杠杆原理能起到事半功倍的按摩效果　这在扳法和旋转复位法中得到了充分地体现。如在颈部施用侧扳时,以医者一手虎叉处为支点,另一只手掌推动头部作为动力臂,可以纠正颈椎的侧弯;施用腰椎后伸扳时,以一手的掌根按压处作为支点,上抬的下肢作为动力臂,可扩大腰椎椎间隙,矫正腰椎的移位;施行腰椎斜扳时,根据病情选取腰椎某处为支点轴,用肩部和髂上嵴两个动力点做反向扭转为动力臂,来纠正腰椎的错位;施用旋转复位法矫正颈、胸、腰部的棘突偏歪时,以患椎处为支点,通过脊柱的前屈、旋转,配合指推的组合手法,都可获得良好的按摩效果。力的杠杆作用在指、腕、肘关节按摩中还有很多的运用,这里就不一一介绍了。

以上是指、腕、肘关节按摩术的生物力学的主要特点。当然还有一些与众不同的地方,但都还在不断地总结之中。相信随着进一步在临床实践中加以认识和提高,还会整理出更多的亮点来。

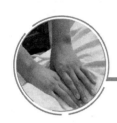

第五章
指腕肘关节按摩的适应证和禁忌证

指腕肘关节按摩术应用范围很广,在医疗方面多适用于内科、骨科、妇科相关疾病,在医学美容、塑身减肥方面也有应用。更适合于亚健康人群的辅助治疗,尤其对健身防病、延年益寿有较好的作用。因其作用于人体的力度稍强,对人体刺激性较大,所以对于儿童不太适宜使用。

那么,该法有哪些禁忌证呢?主要有以下的一些人群不宜使用:

(1)急性、慢性传染性疾病患者。

(2)有些皮肤病,如:湿疹、皮癣、丹毒、疮疖、脓肿、褥疮、一些过敏性皮炎等相关患者。

(3)各种肿瘤患者。

(4)精神病患者。

(5)有出血倾向疾病,如:内出血、血友病、血小板减少症及相关血液病人。

(6)有开放性外伤及骨折病人。

(7)各种水烫、火烫、化学品灼伤病人。

(8)有胃肠穿孔倾向的病人。

(9)孕妇的腹部、腰骶部及相关穴位,如:肩井、合谷、三阴交、昆仑穴。

(10)严重骨质疏松症患者。

(11)骨髓炎、化脓性关节炎患者。

(12)饥饿时、过度疲劳时及酗酒者。

(13)有严重基础性疾病的年老者、体弱者。

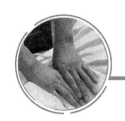

第六章
指腕肘关节按摩术相关基础知识

要掌握指腕肘关节按摩技术,必须先熟悉相关的基础知识,主要包括:中医学知识、人体解剖学相关知识、经络学基础知识。

一、中医学知识

1. 宇宙生命原动力"气论"观

受中国古代哲学思想影响,中医学从创立之时,就富含"气"是构成宇宙物质的基础,是形成宇宙的实体,是构成万物的最小单位的内容,原始世界始于"气",万物皆由"气"化生而来。先由"气"生化出金、木、水、火、土五行之气和阴、阳二气,又由"阴、阳二气"演生成"六元之气",即太阴、少阴、厥阴、太阳、少阳、阳明之"气",然后才形成了物质世界,继而出现了生物,诞生了人类,诞生了为人类健康服务的医学。

中医经典著作《黄帝内经》对此有明确的阐述。《黄帝内经·灵枢·决气篇》中有"上焦开发,宣五谷味,熏肤,充身,泽毛,若雾露之溉,是谓气"。这里指从五谷之中产生的"气"。自然界中有无数种类的"气",如天地之气,风、寒、暑、湿、燥、火气候之"气";人体中有阴阳、营卫、脏腑之"气"……举不胜举。总之,中医认为世间的一切运动,无论是无生命的运动,还是有生命的运动,都是由"气"来主使。

《黄帝内经》中有关"气"的论述有许多内容。据有关研究统计,其中记载"气"字的约有 2 952 次之多。它反映的是古人朴素的自然观。其中心思想为:"气"是世界的本源,"气"无时不在运动之中,世上只有"气"在主宰一切事物。世上不存在什么鬼神的作用。事物都是依靠"气"而发生联系和影响的。"气"是无形的,但它可以转化为有形之物。《黄帝内经·素问·天元纪大论》中指出:"故在天为气,在地成形,形气相感而化生万物矣。"即是讲"气"是一切有形物体相互过渡的桥梁。气与形的转化,带来物质不灭。

正是在这种理论的指导下,《黄帝内经》认为人体的正常生理活动也是靠"气"来推动运行的。"气"既是维持人的生命的物质基础,又是人体机能和动力的来源。《黄帝内经·灵枢·营卫生会》篇进一步指出:"人受气于谷,谷入于胃,以传于肺,五脏六腑皆以受气。其清者为营,浊者为卫,营在脉中,卫在脉外,营周不休,五十而复大会,阴阳相贯,如环无端。"《黄帝内经·灵枢·邪气脏腑病形》篇中也说:"十二经脉,三百六十五络,其血气皆上于面而走空窍,其精阳气上走于目而为睛;其别气走于耳而为听,其宗气上出于鼻而为臭,其浊气出于胃,走唇舌而为味,其气之津液,皆上熏于面,而皮又厚,其肉坚,故天气甚寒,不能胜之也。"由此足见"气"在人的生命活动中所起的作用之重要。

综合而言,中医认为人体的生命活动离不开"气"的推动。人体之气,总体可细分为以下几种:

(1)原气。或谓"真元之气"。它禀于父母,由先天之精化生而来,是形成机体和决定人体发育生长的遗传物质。根于肾,经三焦经脉而输布全身,维持脏腑、组织、器官的各种生理功能。

(2)宗气。是由肺吸入的清气与脾胃运化生成的水谷之气结合而成。一可促进肺的呼吸吐纳功能;二可促进心主血脉运行功能。

(3)营气。由水谷化生,经过心肺的作用,与津液相结合可生为血,流于血脉之中,营养全身。

(4)卫气。也由水谷所生,行于经脉之外,流布于皮肤、肌肉、胸腹之中,可温煦机体、司汗孔开合,有护卫机体、抵御外邪侵入之功。

综上所述,中医学的"气"论观,是中医理论的基础,它将"气"的基本属性作了客观的概括:即"气"既有物质性,也有运动性和动能性。单从医学角度来讲,它在生理、病理、生化乃至生命活动的全过程中,起着极为重要的作用。

关于气在人的生理、病理及医疗方面的作用,我们还将在后面"气、血、津液辨证"一节中进一步加以阐述。

2. 人与自然、社会的整体观

首先,中医将人的体表与内脏视为一个有机的整体,在机能上也是互相联系而不可分割的。它们之间通过经络系统而相互贯通,维持着正常的生命活动。人的五脏六腑与体表及五官有着密切的生理联系。

中医认为:心主血脉,主神明,开窍于舌,其华在面,在色为赤;肝主藏血,主疏泄,主筋,开窍于目,其华在爪,在色为青;脾主运化,主升清,主四肢肌肉,开窍于口,其华在唇,在色为黄;肺主气,主通调水道,其华在皮毛,开窍于鼻,在色为白;肾藏精,主骨,主纳气,主生殖,开窍于耳,其华在发,在色为黑。五脏六腑的联系是:心与小肠相表里,肝与胆相表里,脾与胃相表里,肺与大肠相表里,肾与膀胱相表里。

在病理上,五脏六腑生病也会在体表上出现多种复杂的表现。举例而言,如出现面色红赤,口干,心悸易惊,少寐多梦,小便短黄,舌尖红,脉象细数。根据中医的整体观,我们就可视为:心火偏旺,扰乱心神,虚热内生,灼伤心阴。因为从面色舌象上看,色红属心;从口干和尿少、脉细数,可见内火偏盛。而心悸易惊、少寐多梦则是心火扰神的表现,心火旺,心阴必受损。所以像这样通过体表及五官上的反应,可以明确地作出临床诊断。

中医对人体生理病理上的整体观,主要是建立在阴阳、五行理论和经络、藏象学说之上的。这方面内容我们将在以下"辨证论治的诊疗观"一节里详加介绍。

中医不仅把人体看作一个整体,还把它融入自然界这个更大的整体之中,以此来考察生命活动。这就是所谓"天人合一"的认识。

《黄帝内经·素问·宝命全形论》说:"天覆地载,万物悉备,莫贵于人,人以天地之气生,四时之法成。"《黄帝内经·灵枢·岁露论》中也说"人与天地相参也、与日月相应也"。这都在明确地告知我们:人是生活在自然天地之中的,必然受自然界变化的规律所支配,自然界的变化,与人体的变化是相呼应的。自然界的变化对人体的生命活动的影响主要有以下几个方面:

(1)季节变化的影响。中国农历将一年分为四季,即春、夏、秋、冬。在这四个季节的影响下,生物均有春生、夏长、秋收、冬藏的特点,如果在季节变化交替的过程中,人不能适时自我调节而与之相应,就会生病。《黄帝内经·素问·阴阳应象大论》就讲"冬伤于寒,春必温病;春伤于风,夏生飧泄;夏伤于暑,秋必痎疟;秋伤于湿,冬生咳嗽"。所以,我们见到许多疾病的发生,都与季节的变化有很大关系。

(2)昼夜变化的影响。生活在地球上的生物,包括人,一般都会经历白天和黑夜的转换。人类在长期演化过程中,一般都具有适应这种变化的能力,体内的生物钟会起到自动调节的作用。但是我们如果违背这个规律,就会受到时差带来的影响,白天和黑夜的错位是对健康不利的。现代研究表明:长期熬夜会对人体造成极大的损伤,这都是违背昼夜变化规律带来的不良后果。

(3)气候变化的影响。正常的气候是人生存的必要条件,但如果气候出现了异常变化,则会导致人体的不适,甚至产生病态。中医把这种情况称为"六淫致病"。即风、寒、暑、湿、燥、火。这六淫致病的特点是:风邪致病,其性轻扬、发病迅速、消退也快、游走不定、变化无穷;寒邪致病,其性清冷、凝滞收引、易伤阳气、阻碍气血运行;暑邪致病,其性升散、易显热象、耗气伤津,并且多夹湿;湿邪致病,其性黏滞重着、缠绵难愈;燥邪致病,其性干燥、易伤津液,但有凉、温之别;火邪致病,其性炎热、易伤津耗液,易动风动血。这在下面"辨证论治的诊疗观"一节还将进一步阐述。

（4）地域性环境及气候的影响。由于在一定的地理环境下,会产生特殊的地域性气候,如高山地带、冰川峡谷、高寒地区、沙漠、海边、原始森林、热带雨林区、赤道附近、草原等,这都会给人的健康带来影响。还有就是地域性气候还会带来一些有规律的传染病大流行。如用中医"五运六气"学说,对某些传染病的预测,其精准程度可高达80％以上。据有关研究部门对郑州地区30年以来的气候资料统计,并对比中医"运气学说"的预测,结果各项符合率分别是:"六气89.5％,中运86.6％,司天83.3％,在泉80％"。从而证实:运气学说,适用于郑州至黄河中下游地区一带。说明地域性的气候变迁,对一些疾病的流行,在一定范围内,是有规律性的。

（5）社会变动的影响。人不仅生活在自然界,也生活在人群中,必然依赖社会才能生存发展。这是人与生俱来的生物属性和社会性所决定了的。疾病的产生与社会的变动,有着密切的关联。从中医学发展的过程看,每次疾病谱有重大变化的时期,都伴随社会的大变动。

如:东汉末年,群雄割据,军阀混战,封建统治集团对人民生活资料进行无休止地掠夺,人民长期生活于水深火热之中。因战乱,无人修建水利,自然灾害频频发生,人民流离失所,战争和饥饿带来各种疫情不断。曹植在《说疫气》中就有"家家有僵尸之痛,室室有号泣之哀,或阖门而殪,或覆族而丧"。疫情的猖獗,使长沙太守张仲景家族原有的200余户人,自汉献帝建安之年始,不到10年时间2/3人口染病而亡。其中死于伤寒(一种急性传染病)就占到70％。面对如此的疫情,群医束手无策。当时身居长沙太守的张仲景,有感于家族的悲剧,决心发奋研读医书,直至弃官从医。他勤求古训,博采众方,结合当时医家及自己的经验,终于总结出了与前医不同的治疗伤寒病的方法,有效地控制了疫情,并写出了划时代的医著《伤寒杂病论》,为后世中医学的发展奠定了坚实的基础。

金元时期,也是因为战乱频发,社会动荡,民众生活日益贫困,人们无力抗拒天灾兵祸,卫生条件极差导致各种疾病流行。

金初时期的刘完素,出身贫寒,年轻时因母病求医不应,不治身亡,感慨自己无力回天。于是从25岁起,刻苦学医至60余岁,坚持医学研究并在民间行医,历30余年。终于医技达到"左右逢源,百发百中"的境地。根据他的经验,他发现由于北方气候干燥,当时流行的疾病多属于火热性质,他打破《伤寒论》治病的常法,提出:"流变在乎病,主病在乎方,制方在乎人",大胆采用寒凉药为主的治疗法则,创"寒凉发表,表里双解"的治法,取得良好的疗效。为金元时期中医学的发展开了先河。

与刘完素同时期的另一位名医张从正,曾做过金朝的军医、太医。后因厌恶官场权贵,辞官返乡。从此脚踏实地地为平民百姓治病。在临床实践中,他总结出当时致病的根本原因是"在天之邪、在地之邪,其次是饮食不当,带来邪滞体内不去"。因此治病就应尽早驱邪外出。他秉承《伤寒论》"汗、吐、下"三法,加以充分发挥,治疗以祛邪为主,每每取得良效。故历史上医界称他为"攻下派"代表。

李东垣是"脾胃论"的奠基人,他继张从正之后,是金元医界的后起之秀。他在乱世中曾东逃西奔、生活颠沛流离,自身也疾病缠身。"耳目半失于视听,百脉冲腾而烦心,神气衰于前日,饮食减于曩时",但他抱病坚持为民医疗,带徒写作。他深谙易水派老师张元素的脏腑辨证的用药精髓,并研究发现,由于当时社会动荡,民众饥饿贫困、胃气被重伤,加之精神冲击,起居无常,致使脾胃亏养,久之正气衰弱,抗病力低下。他把这种现象称为"内伤病"。从而创立了"内伤学说"。治疗上,强调"温阳健脾""补土益气"。其著作《脾胃论》《内外伤辨惑论》,被后世赞称为"补土派"。

金元时期,最晚的一位名医是朱震亨,也是历史上大器晚成的一位医学家。他40岁才弃科举而学医,46岁就成名。他集金元刘、张、李三大家之大成,针对当时民众体质较差,又因劳作而消耗了肾阴,缺少抗病力,创立了"相火论",提出了著名的学术见解,即:时人"阳常有余、阴常不足"。创用"滋阴降火"的方法,治疗当时的许多疾病。因其疗效显著,被医学界誉称为"滋阴派"代表人物。

从以上几位在中医发展史上做出过里程碑式贡献的名医身上,我们可以看出,他们都是在社会大动荡的背景下,寻找出当时的疾病成因,并潜心研制出了有效的方法,创立了独立的医学见地。从中我们也领悟到了社会因素的变化对人体疾病的产生有着重要的影响。

通过以上对中医学的了解,无论是"天人相应"人与自然环境的统一性中,还是在人与自然社会的相融性中,还是人自身整体的协调性中,都可得到一个共识:中医学是一门整体医学。显然这与现代科学的研究成果是一致的,即中医理论完全符合现代"社会—心理—生物医学"的模式,它的科学内涵,正随着现代医学的发展,而反复得到验证,其生命力是强大的。

3. 辨证论治的诊疗观

中医在诊治疾病时,尤其重视辨证论治。这是由于在几千年前的中国社会受到当时科技文化水平的限制,中医只能在宏观层面,对各种疾病现象进行观察和探索,以当时的哲学思想作指导,进行分析、推理、归纳、总结。而辨证论治就是在这样的特定历史条件下产生的,是中国人认识疾病的一个有效方法,是与疾病作斗争的武器。它是中华文明的智慧结晶,它经过数代人的不断实践提炼,历经两千多年的验证,发展至今,仍然能与现代医学相媲美,并在世界医学领域占有一席之地,这确实是中华民族的骄傲。

辨证论治从理论上讲,它是中医学理论的基本学术观点,也是中医用来治病的有效方法。它通过具体的四诊,即"望、闻、问、切",将病人临床上所表现出的症状及病程体质相关情况,进行搜集整理,综合分析,审证求因,然后判断出当下阶段的病理机制,归纳出"证",再分出主次,找出"证"之间的关联处。继而思定治疗原则,选择治疗方法,最后开展合理的治疗(针灸、按摩、拔罐、刮痧、服药等)。

其具体的辨证方法如下:

(1)八纲辨证

八纲指的是阴阳、表里、寒热、虚实。它是辨证论治的纲领性标的。它通过四诊,在掌握了临床资料之后,根据病位的所在、病邪的性质、病势的盛衰,以及人体正气的强弱,综合加以分析、归纳为八种证候。首先区分出阴阳的偏差,以阴阳辨证统领其他六纲,一般来讲从疾病总体上可分为阴证和阳证两大类。从病位的深浅上,可分为表证和里证;从疾病的性质上,可分为寒证和热证。从正邪两气的对比上,可分为虚证和实证,邪气盛者为实,正气弱者为虚。正确掌握了八纲辨证,就可认清疾病的总体状况,以及人体的总体抗病能力,确定证型,为治疗提供可靠的依据。

①表里证。一般是用来分析外感病的临床表现。表证指外感"六淫",邪气经由口鼻、皮毛入侵人体时的症状,其表现多发生在得病的初期阶段。特点是起病急、病程短。里证是:疾病深入至脏腑、经络、气血、骨髓的病证。常见于外感病的中后期,也可出现在内伤疾病之中。产生里病的主要原因有:一是外感邪气较盛,内传于里;二是外邪直中脏腑而病;三是内伤引起,造成功能、气血紊乱。里证可因邪气所及的脏腑不同,而出现复杂的证候。下面我们将在"辨证方法"一节中详加介绍。

②寒热证。一般是反映机体阴阳的盛衰情况。阴盛或阳虚的时候,表现为寒证;阳盛、阴虚的时候,表现为热证。《黄帝内经·素问·阴阳应象大论》中说"阳盛则热,阴胜则寒……阳虚则外寒,阴虚则内热"明确指出了寒热与阴阳的关系。临床辨清寒热证,有着重要的意义。因为它对采取什么样的方法来治病,起着指导性的作用。《黄帝内经·素问·至真要大论》中说"寒者热之,热者寒之"。为治疗寒、热证,制定了治则:即治疗寒证要用温热的办法,而治疗热证则要用寒凉的方法。这也叫反治法。

③虚实证。一般是反映人在生病时,体内邪正两气盛衰的状况。所谓虚是指体内正气不足,实是指邪气旺盛。"邪之所凑,其气必虚"说的是:人正气虚弱时,才容易受到外来之邪的侵犯。如果"正气存内,则邪不可干",只有正气充足了,外邪才难以侵害。

虚证是因人体正气虚弱所带来的临床表现。虚证与人的体质相关。有的人先天不足,生来免疫力就差。但大多数人是因为后天失调所致。如长期饮食营养不足,如缺钙、缺锌、缺铁等,就会出现相应的虚态。也有人因生活方式不健康,经常熬夜,长期睡眠不足,体内生物钟颠倒,白天精神难以振奋。还有人性生活频繁,房室不节,损精耗血,肾精虚亏、精神萎靡。也有人慢性病缠身,久病不愈,耗伤气血等,都是造成虚证的原因。虚证包括人体阴阳、气血、精津以及各个器官脏腑的虚损状态。

实证是人体病理产物的积累带来新陈代谢障碍的现象。它主要原因来自两个方面:一是外邪侵犯,干扰了正常的生理功能;二是自身脏腑功能失调,导致生理活动紊乱,产生了病态。虚实证虽然可单独出现,但往往是虚实互现,相互转化,出现虚实错杂的情况。有时甚至出现是虚是实真假难辨的情况。这就要求医者认真观察,积累经验,透过现象抓本质来加以鉴别。治疗虚实证的总原则是"虚则补之,实则泻之"。

④阴阳证。是中医对一切证候总的概括。《黄帝内经·素问·阴阳应象大论》认为人体"阴胜则阳病,阳胜则阴病""阳虚则外寒,阴虚则内热""阳盛则外热,阴盛则内寒"。凡是符合阴性的证候,统称"阴证",像前面所讲的里证、寒证、虚证,均属于阴证范畴。而符合"阳性"的证候,如表证、热证、实证也都属于阳证的范围。人体的阴阳始终处于相互对立,互相制衡之中,它们同处一个矛盾体之中,互相依存,不可分离,人体内的阴阳一旦离绝,人的生命也就此停止。医者的责任就是洞察、辨清人体阴阳偏离所在,及时拿出合理的调整方案,使阴阳得以平衡,促其达到"阴平阳秘,精神乃治"的健康状态。

(2)病因辨证

是病,总有其产生的原因。导致疾病的原因是多种多样的,所以必须"审证求因"。中医认为:人生病的原因可分为三类。

一是外因。首先是外感,即受到自然界气候的剧烈变化,或某些致病微生物的感染而致病。前者称为"六淫"致病,亦称"时病",后者叫作"疫病"或"温病"。

时病按其性质可归纳为"风、寒、暑、湿、燥、火"六种。风病的特点是:其性轻扬,善行而数变,具有发病快、消退也快、游走不定的特点。临床主要表现为:发热、恶风、头痛、出汗、咳嗽、鼻塞流涕、苔薄白、脉浮缓;严重者,肢体麻木、强直、痉挛、抽搐、角弓反张,或皮肤瘙痒。

寒病的特点是其性清冷、凝滞、收引、伤人阳气,阻碍气血运行。临床主要表现为:恶寒发热、头痛无汗、身痛、咳喘、苔薄白、脉浮紧;严重者,手足拘急、四肢厥冷、脉微欲绝,或腹痛肠鸣,呕吐腹泻。

暑病的特点是:炎热升散、易耗气伤津、多夹湿邪。临床主要表现为:发热恶热、汗多口渴、疲倦、尿黄、舌红、苔黄、脉虚数;严重者高热、昏迷、汗出不止、气急、舌绛干燥、脉濡数。

湿病的特点是:其性重着黏腻,缠绵难去。临床主要表现为:头胀痛、胸闷、口渴不欲饮、身重而痛;发热体倦、小便清长、舌苔白滑、脉濡或缓;头紧如裹、身沉倦怠、关节酸痛、屈伸不利、脉濡弱。

燥病的特点是:分凉燥与温燥两类。凉燥临床主要表现为:头痛恶寒无汗,咳嗽喉痒鼻塞,舌白而干燥,脉浮。温燥临床主要表现为:身热有汗,口渴、咽干咳嗽胸痛,甚或痰中带血、鼻腔干燥、舌红少苔、脉浮数。

火病的特点是:其性燔灼迫急,伤津耗液,易致筋脉失润而动风,逼血妄行。临床主要表现为:壮热口渴、面红目赤、烦躁、谵妄、皮肤斑疹、口鼻出血;严重者可见精神错乱,身生痈疮,舌红绛,脉洪数。

疫病或温病的特点是:起病急、传变快、变化多,热象偏重,易化燥伤阴,且具有较强的传染性。在其病情发展过程中,有依由表入里、由上而下的顺序发展,也有直接中脏腑入里的,如"逆传心包"的情形。

二是内因。凡由情志太过,表现为喜、怒、忧、思、悲、恐、惊异常的证候,中医称之为七情所伤,从而导致阴阳、气血失调,损伤到五脏六腑功能,如:大惊伤神、大怒伤肝、大喜伤心、大悲伤肺、大忧伤脾、大恐伤肾。在平常生活中,因饮食起居不当而致脏腑功能失调,也是致病的内因。如因饮食不节、偏食、酗酒、食品不洁所带来的胃肠功能疾病。还有劳逸不当、起居不规律、房室过度都会造成身体的损害。

三是除以上原因之外的致病原因,古代称为"不内外因"。其中主要是外伤致病,如:跌打损伤、意外损伤(车祸、火灾、电击、溺水、中毒、蛇兽所伤、昆虫叮咬及其他自然灾害)等。

（3）气血津液辨证

气血津液既是人体组成的物质基础,在运行失常的情况下,又会成为直接的致病因素。脏腑的正常生理活动,依赖气血津液的供给。脏腑功能如果发生异常,必然会影响到气血津液致其紊乱,所以两者关系密不可分,互相影响。能准确地掌握气血津液的变化,即是气血津液辨证的关键。

①气病。是最常见的病证。《黄帝内经·素问·举痛论》指出"百病生于气也"。人得病早期,功能紊乱,首先表现在气的变化上。气病总体分为四种:气滞、气陷、气逆和气虚。气滞、气逆多见于实证;气虚、气陷多见于虚证。气滞大多是某脏腑或经脉的某一段经气运行不畅或受阻,以胀闷、疼痛或麻木为主要特征。如:常见的因情志不畅,肝气郁结。出现胸闷、两胁胀痛或串痛,妇女乳房胀痛,喜叹息。口苦咽干,食欲下降。气逆是指气机不能顺应正常循行方向运行,而是逆向而行。临床常表现为:肺气上逆会咳嗽、气喘;脾气不升,胃气不降,出现嗳气、打呃、恶心呕吐等症状。肝气上逆可见头痛、眩晕、昏厥、呕血等症状。气虚主要因为脏腑、组织机能减退、功能不足,常由久病体虚,劳累过度或年老体衰,或遭受重大精神打击所引起。临床常表现为:情绪低落、精神疲惫、语音低弱、头昏目眩、动则出汗等。气陷因气虚日久,气无力上升反而下降,脏腑功能低下所致。也有因过度疲劳、损精耗气所致。临床表现为:头晕眼花、语言无力、动则气喘、内脏下垂、久泄腹坠、脱肛等。

②血病。多为外邪干扰,脏腑失调,使血的功能失常而出现的寒热、虚实的证候。血病也可总括为四种:血虚、血瘀、血热、血寒。

血虚证。血亏血少可引起脏腑组织失养,出现全身虚弱的表现。造成血虚的原因很多,大体有以下几种:先天不足,造血机能低下;脾胃消化吸收功能低下,缺乏营养;或体内有隐性出血;或用脑过度,暗耗阴血;或瘀血阻脉,妨碍新血运行;或感染了寄生虫病带来血液损耗。血虚的病人临床多表现为:面色㿠白或萎黄,唇色、指甲淡白,头晕眼花、心神恍惚,手足发麻,四肢无力,妇女还可见腰酸乏力,月经稀少、色淡,甚至闭经。

血瘀证。因各种原因造成血行不畅,滞留于血脉之中,日久淤积在脏腑组织器官内,经久不能排出体外或自行消散吸收,而引起的病变为瘀血证。血瘀证的常见病因有:气滞、气虚、寒凝、外伤等。血瘀证的一个显著特点是:引起的疼痛像针刺、刀割般,痛处不移,拒按,入夜加重,一般不会自行消退。有的还会有肿块形成。

血热证。有外感和内伤的区别。外感血热证多由温疫之邪引起。一般沿着"卫气营血"的路径发展。病在卫分时,发热体温较高,口渴欲饮、咽喉红痛、咳嗽。病在气分时,由于邪热侵犯,部位不同而有不同表现;热壅于肺时,咳吐黄稠痰、胸痛;热扰胸膈时,心烦懊恼、烦躁不安;热在肺胃时,咳喘自汗;热迫大肠时,高度烦躁,甚则胡言乱语、烦渴不止、频繁稀便。病在营分时,身热不退,夜间加重,心烦失眠,甚则神昏谵语,皮下斑疹,并伴有腹部板硬,大便秘结。病若转入血分时,邪侵心、肝、肾三脏,出现耗血、动血、燥热伤阴、血热动风的症状。除以上精神混乱外,还会出现出血现象:皮下斑疹隐隐、皮色青紫,有的会出现鼻血、吐血、尿血、便血等。更严重者血热煽动肝风,可见抽搐、颈项强直、牙关紧闭、角弓反张等极端异常症状。

以上是血分实热证的表现。血热证中还有一种血分虚热证。多由血分实热证转化而来,临床可见:持续低热,暮热朝凉,五心烦热、热退无汗、口干舌燥,神倦乏力,手足常不由自主地颤动。这是热伤肝肾,阴虚津亏的现象。内伤血热证,多因烦劳、酗酒、恼怒伤及肝血,房室不节伤及肾阴而引起。临床也可见到衄血、咳血、吐血、尿血、便血。均由于血热促动了络脉损伤,迫血不循常道而引起的。

血寒证。是指感受寒邪导致局部脉络寒凝气滞,血行不畅的证候。寒邪致病的特点是"寒主收引"易致疼痛。肢体受寒后,血流减慢,尤其是手足,皮色紫暗发凉,局部冷痛,活动受限,日久易患寒痹。此外,妇女在经期或产后受寒或误食凉饮冷食,寒邪客于血脉,阳气被遏,宫寒血瘀,经血紫暗,多见血块,久之可造成不孕。

③津液病。总体表现在两个方面:一是整体或者某些部位津液不足;二是津液停滞在机体的某一部位。津液不足会带来某些脏器失去濡养滋润而产生内燥。主要症状有:咽干口燥、口唇干裂、皮肤干燥而缺少光泽、小便短少、大便干结,舌红少津,脉细数。主要病因也是两个方面:一方面是津液生成不足,由于脾胃虚弱,吸收水液功能下降,使津液生成无源,或因疾病,脾胃功能下降,水液摄入不足;另一方面是体内热盛,伤津耗液,或因病,出汗太过,吐、泻不停,使体内津液大量丢失。

津液在体内造成停滞主要表现在如下方面:一是形成水肿,如头面、胸腹、四肢,甚至全身均可发生。由外感风邪或水湿浸渍造成的,中医称为"阳水";因病久体虚、劳倦内伤、房室不节导致的,中医称之为"阴水"。二是形成痰饮。痰证指津液凝结、质地稠厚,停滞于脏腑经络者。临床表现可见:咳喘、胸闷、脘痞不适、呕吐痰涎、头晕目眩、喉中痰鸣、咽中异物感,严重者神昏癫狂,肢体麻木,半身不遂,像甲状腺、淋巴结肿大、乳腺增生等类疾病多与痰有关。三是形成饮证,由脏腑机能减退或功能障碍而引起。因津液停留在肺、胸、胃肠的不同,临床表现也不同。在肺者,咳喘、喉中痰鸣,咳吐清稀痰;在胸者,胸闷心悸;在胃肠者,脘腹胀满,腹中水声漉漉,口泛清水,食欲不振。舌淡、苔白滑、脉弦滑。

(4)脏腑辨证

中医把人体看作是一个高度复杂的具有自我调节功能的整体系统。而脏腑是这个系统中重要的组成部分。组成整体的还有经络系统(我们将在后面加以详细了解)。中医把脏腑分为五脏六腑和奇恒之腑。五脏是:心(心包)、肝、脾、肺、肾;六腑为小肠、三焦、胆、胃、大肠、膀胱；奇恒之腑，指的是不同于以上六腑的腑器，即脑、髓、骨、脉、胆、女子胞。因为在生理功能上的密切联系，此处将五脏六腑和相关器官及人体的外在表现神态作一网络，以此来了解中医对人体生物系统结构的认识。见人体生物系统结构示意图(图6－1)。

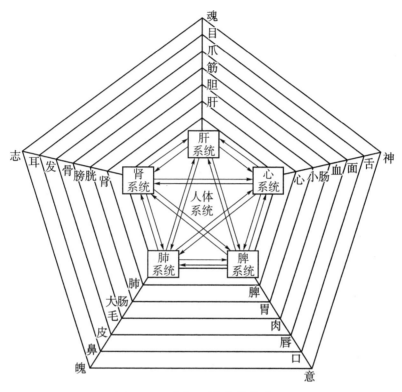

图6－1　人体系统结构模式图

对照上图，我们可清晰地看到人体各器官之间的功能联系，从图上所示，如从肝系统开始按顺时针顺序看，它们是：

肝与胆相表里，肝主筋，其华在爪，开窍于目，藏魂；

心与小肠相表里，心主血，其华在面，开窍于舌，藏神；

脾与胃相表里，脾主肉，其华在唇，开窍于口，藏意；

肺与大肠相表里，肺主气，其华在皮毛，开窍于鼻，藏魄；

肾与膀胱相表里，肾主骨，其华在发，开窍于耳，藏志。

以五脏为核心，中医又将它们与五行相对应，于是就产生了如下的关系：中医把肝与木相匹配，把心与火相匹配，把脾与土相匹配，把肺与金相匹配，把肾与水相匹配。建立起五脏之间的生克关系。相生的顺序是：木生火、火生土、土生金、金生水、水生木。相克的顺序是：木克土、土克水、水克火、火克金、金克木。这样生克之间就形成一个整体,它体现的是:人体通过五行间生克制化规律,来进行自我调节,保持人体新陈代谢的正常运行,来维持五行之间的稳定,从而达到体内阴阳的总体平衡。详见五行相生相克关系图(图6-2)。

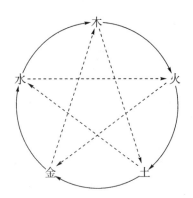

图 6-2　五行相生相克关系图

图6-2中显示:实线箭头方向表示的是五行间相生的关系,虚线箭头方向表示的是五行间相克关系。通过图示我们还可以看到:五行中的每一行都包含着"生我"和"我生""克我"和"我克"这四种联系。据现代控制论对中医五行理论的研究发现:五行中的这种关系与控制论中的信息输出输入、反馈负反馈的关系相吻合。就是说我们的祖先,早在两千余年前就知道用朴素的控制论原理来认识人体生理、病理的现象,并用以指导临床了。这是多么了不起的智慧!

既然如此,中医又是如何运用五行理论来治病的呢?那就要求我们进一步来了解更具体的脏腑辨证的内容了。

因为脏腑辨证的内容较多,我们将择其主要的列表如下:

表 6-1　心与小肠病辨证

虚　证			
证候	病因	常见症状	体征特点
心气虚	气虚	心悸,怔忡,胸闷气短,活动后加重,易汗自汗,面色淡白或㿠白	舌淡苔薄,脉虚
心阳虚	阳虚生寒	心气虚证加畏寒肢冷,心痛,面色㿠白或晦暗	舌淡胖,苔白滑,脉细微
心阳暴脱	阳虚阴盛	心气虚证加冷汗淋漓,四肢厥冷,呼吸微弱面色苍白,口唇青紫,神志模糊,昏迷	舌淡紫青滑,脉欲绝

虚 证			
证候	病因	常见症状	体征特点
心血虚	病耗失血 血生不足	心悸,怔忡,失眠多梦,眩晕,健忘,面色淡白 或萎黄,口唇色淡	舌淡白,脉细弱
心阴虚	气火内郁 暗耗阴血	心悸,怔忡,心烦难寐,多梦,五心烦热,潮热 盗汗,颧红	舌红少津,脉细弱

实 证			
证候	病因	常见症状	体征特点
心火亢盛	七情郁结 气郁化火	心胸烦热,夜不能寐,面赤口渴,尿黄便干, 口舌生疮,溃烂疼痛,甚至狂躁,谵语,吐血 衄血或肌肤疮疡,红肿热痛	舌尖红绛,脉数有力
心脉痹阻	多因所致 脉阻不通	心悸,怔忡,心胸憋闷,疼痛,痛引左背时发时 止,瘀血内阻痛如针刺,阴寒凝滞,得暖痛减, 浊瘀停聚,闷痛尤甚,气机郁滞,胸前胀痛	舌淡,脉沉涩
痰迷心窍	气郁生痰	面色晦滞,脘闷作呕,意识模糊,语言不清 喉有痰声,突然仆地,昏不识人或喃喃自语, 举止失常或两目上视,手足抽搐;口中作猪 羊叫	舌紫苔白腻,脉沉滑
痰火扰心	气郁化火 炼液成痰	面红目赤,发热气粗,喉间痰鸣,狂躁谵语, 或失眠心烦,痰多胸闷,头晕目眩,语言错乱, 哭笑无常,狂妄打人,毁物	舌红苔黄腻,脉弦滑
小肠实热	心热下移 小肠	心烦口渴,口舌生疮,小便赤涩,尿道灼痛或 尿血	舌红苔黄,脉数

表6-2 肺与大肠病辨证

虚 证			
证候	病因	常见症状	体征特点
肺气虚	气生化不足	咳喘无力,气少懒言,动则气喘,痰液清稀, 自汗畏风,易感冒,面白神疲	舌淡苔白,脉虚
肺阴虚	阴津损伤	咳嗽无痰或痰少而黏带血,口干咽燥,形体消 瘦,午后潮热,颧红盗汗,五心烦热	舌红少津,脉细数
大肠液亏	久亏 热病伤津	大便干结难解数日一行,口干咽燥,口臭 头晕	舌红少津,脉细涩
肠虚滑泻	阳虚失固	稀便频数,或失禁脱肛,腹痛隐隐,喜热喜按	舌淡苔白滑,脉沉弱

续表

实　证			
证候	病因	常见症状	体征特点
风寒束肺	外感风寒	恶寒发热,咳痰稀薄、色白,鼻塞或流涕无汗	苔薄白,脉浮紧
寒邪客肺	外感寒邪	咳嗽气喘,痰稀色白,形寒肢冷,不发热	舌淡苔白,脉迟缓
痰湿阻肺	脾肺气虚感受寒湿	咳嗽痰多,痰黏,色白易吐,胸闷甚气喘痰鸣	舌淡苔白腻,脉滑
饮停于肺	本虚标实	咳喘,痰稀色白呈泡沫状,喉中痰鸣,喘不能卧,胸闷心悸,下肢浮肿	舌淡苔白滑,脉弦
风热犯肺	外感风热	咳嗽痰稠色黄,鼻塞,流黄稠涕,身热口干	舌尖红苔薄黄,脉浮数
热邪壅肺	温热袭肺入里化热	咳嗽气喘,痰黄高热,心烦口渴,甚则鼻翼煽动,胸痛,咳吐脓血腥臭痰,甚则吐血	舌红苔黄,脉滑数
燥邪犯肺	秋感燥邪	干咳痰少质稠,口唇鼻舌干燥,恶寒发热	舌红苔白或薄黄,脉数
大肠湿热	饮食不节或湿热侵袭	下痢黏冻或黄色稀水,腹痛里急后重,肛门灼热,口渴,尿短赤,兼恶寒发热	舌红苔黄腻,脉濡数或滑数

表6-3　脾与胃病辨证

虚　证			
证候	病因	常见症状	体征特点
脾气虚	饮食失调劳累病耗	纳少腹胀且饭后加重,便溏,少气懒言,体倦面黄,消瘦或浮肿	舌淡苔白,脉缓弱
脾阳虚	过食生冷脾气久虚	纳少腹胀、腹痛,喜温喜按,便溏,四肢不温,肢体困重,身肿,尿少,白带质稀	舌淡胖,苔白滑,脉沉迟无力
中气下陷	久泄劳累	脘腹坠胀,便频,肛门坠重,甚则久痢脱肛或子宫下垂,小便浑浊如米泔	舌淡苔白,脉弱
脾不统血	劳倦伤脾	便血,尿血,鼻龈出血,皮下出血,或女子月经过多,甚则崩漏	舌淡苔白,脉细弱
胃阴虚	气郁化火热病伤津	胃部隐痛,饥不欲食,口燥咽干,便秘或脘痞不舒、干呕呃逆	舌红少津,脉细数

续表

实　证			
证候	病因	常见症状	体征特点
寒湿困脾	内湿素盛 食冷居潮	脘腹痞闷,胀痛,食少便溏,泛恶欲吐,口淡不渴,头身困重,面色晦黄如烟或皮肤发黄,肢体浮肿	舌淡胖 苔白腻,脉濡缓
湿热蕴脾	外感湿热 过食酒甘	腹部痞闷,纳呆呕恶,便溏尿黄,肢体困重面目发黄,皮如橘色,皮痒,身热起伏,汗出热不解	舌红苔黄腻,脉濡数
食滞胃脘	饮食不节 运化失健	脘腹胀痛,呕吐酸腐食物,口中腐臭,大便酸臭味	舌苔厚腻,脉滑
胃寒	劳倦受寒 过食生冷	脘腹冷痛,呕吐清水,口淡不渴,便溏	舌淡苔白滑,脉沉迟
胃热	喜食辛辣 气郁化火	脘腹灼痛,吞酸,渴喜冷饮,大便秘结	舌红苔黄,脉滑数

表6-4　肝与胆病辨证

虚　证			
证候	病因	常见症状	体征特点
肝血虚	脾肾亏虚 生化不足 病耗伤肝	眩晕耳鸣,面色无华,爪甲不荣,视力减弱,肢体麻木,关节拘急,手足震颤,肌肉瞤动,妇女经少色淡 甚至闭经	舌淡苔白,脉弦细
肝阴虚	情志不遂 气郁化火 热病伤肝	头晕耳鸣,两目干涩,面部烘热,胁肋灼痛五心烦热,潮热盗汗,口干咽燥,手足蠕动	舌红少津,脉弦细数
阴虚动风	热病 耗损阴液	肝阴虚证加形体消瘦	舌红少津,脉弦细数
血虚生风	出血过多 久病血虚	肝血虚证基础上有急、慢性出血症状	舌淡苔白,脉细
实　证			
证候	病因	常见症状	体征特点
肝气郁结	情志抑郁	胁痛或少腹闷胀窜痛,胸闷,喜叹息,易怒妇女月经不调	苔薄白,脉弦
肝火上炎	肝郁化火 热邪内犯	头晕胀痛,耳鸣,面红目赤,口苦干,急躁易怒,多梦,胁肋灼痛,便秘尿黄或耳内肿痛流脓,鼻血	舌红苔黄,脉弦数

续表

实　证			
证候	病因	常见症状	体征特点
肝阳上亢	恼怒化火阴虚不制阳	眩晕耳鸣,头胀目痛,面红耳赤,急躁易怒,心悸健忘,失眠多梦,腰膝酸软,头重足轻	舌红,脉弦有力或弦细数
肝阳化风	阳亢无制	眩晕欲仆,头摇而痛,项强肢颤,语涩,肢麻,步履不稳 甚或晕倒、不省人事,口眼歪斜,半身不遂,舌强不语	舌红苔腻,脉弦数
热极生风	热邪亢盛	高热神昏,躁扰如狂,手足抽搐,颈项强直甚至角弓反张,两目上视,牙关紧闭	舌红绛,脉弦数
寒滞肝脉	寒邪凝滞	少腹牵引睾丸坠胀冷痛或阴囊收缩,冷痛得热则缓	舌苔白滑,脉沉弦或迟
肝胆湿热	外感湿热嗜食膏粱	胁肋胀痛灼热 或有痞块,腹胀厌食,口苦泛恶,小便短赤或寒热往来,身目发黄,阴囊湿疹瘙痒难忍,或带下黄臭,外阴瘙痒	舌红苔黄腻,脉弦数
肝郁痰扰	郁火炼痰	惊悸不寐,烦躁不宁,口苦呕恶,胸闷胁胀头晕耳鸣	苔黄腻,脉弦滑

表6-5　肾与膀胱病辨证

虚　证			
证候	病因	常见症状	体征特点
肾阳虚	素体阳虚久病	腰膝酸痛,畏寒肢冷,阳痿,妇女宫寒不孕或五更泄泻,浮肿	舌淡胖苔白,脉沉弱
肾阴虚	禀赋不足房劳	腰膝酸痛,失眠多梦,阳强易举,遗精早泄潮热盗汗,咽干颧红,尿黄便干	红舌少津,脉细数
肾精不足	先天不足后天失养	萎软,成人精少,闭经,发脱齿摇,健忘耳聋,动作迟缓,足痿无力,精神呆滞	舌淡红苔白,脉沉细
肾气不固	久病伤肾	腰膝酸软,听力减退,尿频而清,余沥不尽,遗尿失禁,滑精早泄,胎动易滑	舌淡苔白,脉沉弱
肾不纳气	久病肺虚及肾	咳喘呼多吸少,气不得缓,动则喘甚,自汗神疲声低	舌淡苔白,脉沉弱
实　证			
证候	病因	常见症状	体征特点
膀胱湿热	湿热蕴结膀胱	尿频尿急,尿道灼痛,尿黄短赤,小腹胀闷伴发热腰痛或尿血,尿有砂石	舌红苔黄腻,脉数

表6-6　常见脏腑兼证

证候	常见症状	体征特点
心肾不交	心烦不寐,心悸不安,头晕耳鸣,健忘,腰痛遗精,五心烦热,口干咽燥 或腰以下酸困发冷	舌红,脉细数
心脾两虚	心悸怔忡,失眠多梦,眩晕健忘 面色萎黄,食欲缺乏,腹胀便溏,神倦乏力 或皮下出血,妇女月经量少,色淡,淋漓不尽	舌淡嫩,脉细弱
心肝血虚	心悸健忘,失眠多梦,眩晕耳鸣,面白无华,两目干涩,视物模糊,爪甲不荣,肢麻震颤,拘挛,妇女经少色淡甚则闭经	舌淡苔薄,脉细弱
心肾阳虚	心悸怔忡,畏寒肢冷,朦胧欲睡,尿少腿肿,唇甲淡暗青紫	舌淡暗青紫,苔白滑 脉沉细
心肺气虚	咳喘心悸,气短乏力,动则喘甚,胸闷,痰液清稀,面色㿠白,头晕神疲,自汗声怯	舌淡苔白,脉沉弱或结代
脾肺气虚	久咳不止,气短而喘,痰多稀白,食欲不振,腹胀便溏,声低懒言,神疲乏力,面色㿠白,面浮足肿	舌淡苔白,脉细弱
脾肾阳虚	面色㿠白,畏寒肢冷,腰膝或下腹冷痛,久泄,下利清谷,尿少,面浮肢肿甚至腹胀如鼓	舌淡胖苔白滑,脉沉细
肺肾阴虚	咳嗽痰少或痰中带血,口燥咽干,声音嘶哑,形体消瘦,腰膝酸软,骨蒸潮热,颧红盗汗,男子遗精、女子月经不调	舌红少苔,脉细数
肝肾阴虚	头晕目眩,耳鸣健忘,失眠多梦,口干咽燥,腰膝酸软胁痛,五心烦热,颧红盗汗,男子遗精、女子月经不调	舌红少苔,脉细数
肝脾不调	胸胁胀满窜痛,喜叹息,情志抑郁或急躁易怒,纳呆腹胀,便溏,肠鸣矢气,腹痛欲泻,泻后痛减	苔白腻,脉弦
肝胃不和	脘胁胀痛,嗳气呃逆,嘈杂吞酸,烦躁易怒或头顶疼痛,怕冷喜暖,形寒肢冷,呕吐痰涎	舌红苔黄、脉弦或舌淡苔白滑、脉弦紧
肝火犯肺	胸胁灼痛,急躁易怒,头晕目赤,烦热口苦,咳嗽痰黏量少色黄,甚则咳血	舌红苔薄黄,脉弦数

除上列表格之外,还有许多脏腑兼证辨证,这里就不一一介绍了。

（5）经络辨证

前面我们讲过,人体经络系统的发现,是我们中华民族对人类医学的一大贡献。中医认为:经络学说是中医理论重要的组成部分。《黄帝内经·灵枢·经脉》有"经脉者,所以能决生死,处百病,调虚实,不可不通"。你如果是从事按摩的工作者,更要透彻地了解和掌握,不能以其昏昏,使人昭昭,心中不明,手出乱招。

　　人体经络系统是由十二经脉、奇经八脉、十五络脉和十二经别、十二经筋、十二皮部以及许多孙络、浮络所构成。（见图 6-3 常见经络系统和书末"标准经穴部位图"）

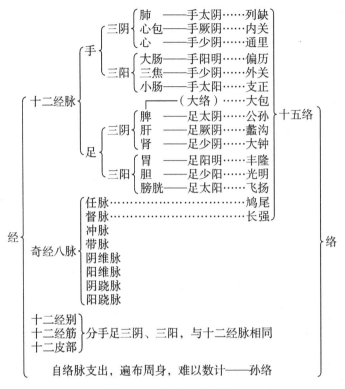

图 6-3　常见经络系统

　　经络系统是一个从大到小的有层次的系统，网络于人体，内联脏腑，外络于肢节，沟通内外，贯穿上下，将人体各部组织器官连接成一个有机整体。它的主要生理功能有三：一是沟通人体各部的通道；二是运行气血、营养周身；三是保卫机体、抗御外邪。在诊治疾病方面，它有反映病候的作用。《内经·灵枢·卫气篇》说"能别阴阳十二经者，知病之所生"。我们可以通过经络部位，包括穴位的体表反应，来判断病位病性，捕捉到内脏的信息，找出病邪的入侵途径，针对性地拿出治病措施。

　　依据经络的特点，我们一般可以遵循如下的原则来治疗疾病：

　　①循经取穴。古人云："经脉所通，主治所及。"不管什么样的疾病，都可找寻相关的经脉、穴位来针对性治疗。如针灸口诀所云"头项寻列缺，面口合谷收，胸胁内关谋，腰背委中求，肚腹三里留"等，就是古人循经取穴的经验总结。

　　②病在经络或内脏，可取治皮部。如用梅花针叩刺皮肤。在皮下埋针，还有就是大家常见的皮肤上刮痧等法，均是通过对皮部的作用，来达到治病的目的。

　　③经络郁滞，可取之络脉。《内经·灵枢·官针》讲"络刺者，刺小络之血脉也"。

凡是经络郁滞,痹阻为患,可刺络脉,使其出血,驱邪外出。如:刺委中出血,可治急性腰扭伤;刺十宣出血,可退高热。针刺以后,用火罐拔其出血,吸出代谢性产物,均是依此原理来治疗疾病的有效办法。

④病在经筋者,可取阿是穴。寻找体表反应点,哪里痛,就在哪里施法,以"痛"为腧。

以上的这些治疗原则,总括起来就是内病外治,在不损伤人的机体的情况下,均适用于按摩。经络辨证在治病过程中的具体应用将在以下的章节中重点介绍。

(6)中医学的其他辨证方法

中医学还有其他非常重要的辨证方法,如:六经辨证、卫气营血辨证、三焦辨证等。因这些辨证大多数应用于诊治外感疾病,与按摩专业相关性较少,所以本书不在此多作介绍。

二、人体解剖学相关知识

人体解剖学是一门历史悠久且比较成熟的医学基础学科,主要是对人体的结构进行认识和研究。为了便于了解与按摩有关的内容,下面依照人的生理功能分类,予以一一介绍。

(一)运动系统

主持人体的运动功能,包括骨骼、关节和骨骼肌。

1. 人体骨骼解剖结构对人有支持和平衡作用,以保证人的站、行、跑、坐、卧等一切运动。骨的基本结构由骨组织,包括骨细胞、胶原纤维和基质组成。骨的外层有骨膜包裹,骨内有骨髓、血管、淋巴管、神经。骨基质含有大量的钙和磷等无机盐,参与人的钙、磷代谢。骨髓还有造血功能。(人体骨骼系统图详见图6-4)

骨的分类:按其形状可分为长骨、短骨、扁骨和不规则骨四种。如按人体的部位分,

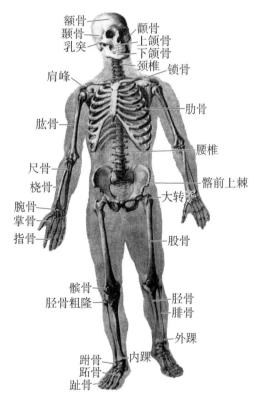

图6-4　全身骨骼图

可分为颅骨、躯干骨和四肢骨。成人全身共有206块骨。颅骨,位于脊柱上方,由29块扁骨和不规则骨组成。颅可分为后上部的脑颅和前下部的面颅,二者以眶上缘

和外耳门上缘连线为分界线。躯干骨，共有39块骨构成，包括24块椎骨，1块骶骨，1块尾骨，一块胸骨和12对肋骨。它们是构成脊柱、胸廓和骨盆的部分。脊椎骨：分为颈椎骨7块、胸椎骨12块、腰椎骨5块、骶椎骨1块、尾椎骨1块。成人的脊椎骨共26块，全部脊椎骨构成了脊柱。（脊柱图详见图6-5）

上肢骨，按其功能可分为上肢带骨和自由上肢骨。上肢带骨有锁骨和肩胛骨。自由上肢骨包括：肱骨、桡骨、尺骨和腕骨、掌骨、指骨。

下肢骨，分为下肢带骨和自由下肢骨。下肢带骨有髋骨（由髂骨、坐骨和耻骨组成），自由下肢骨有股骨、髌骨、胫骨、腓骨和足骨（由跗骨、跖骨和趾骨组成）。（四肢骨图详见图6-6）

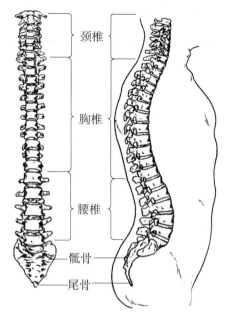

图6-5　脊柱图

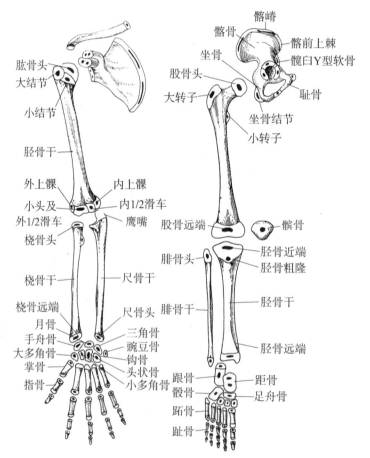

图6-6　四肢骨图

2．人体骨的连接与骨关节运动

（1）骨连接。人体骨连接有两大类：

第一类是直接连接。可分三种方式：其一是通过组织纤维连接，多由韧带、骨间膜相接，也有缝连接即骨间以线缝或齿状缘相嵌，如颅骨；其二是软骨连接，借助透明软骨或纤维软骨相连；其三是骨性结合，即两骨间以骨组织连接，如骶椎的骨性结合与髂骨、耻骨之间的骨性结合形成了骨盆。

第二类是间接连接，又称关节或滑膜关节。关节的相对骨面间，互相分离，之间的腔隙含有滑液。关节周围借助结缔组织相连接，关节的活动度较其他连接要大。人的关节都是由关节面、关节囊和关节腔所组成。每个关节至少包括两个关节面，一般为一凸一凹，凸面称关节头，凹面称关节窝。关节面被透明的关节软骨覆盖，表面光滑，可减少骨间的摩擦和冲击。关节囊附着在关节周围，它由纤维结缔组织构成，并与骨膜融合连续，包围着关节，封闭关节腔。起着稳固关节、为关节输送血液和营养的作用。关节腔是由关节囊滑膜层和关节面共同围成的封闭腔隙，内有少量滑液，腔内呈负压状态，对关节的稳定性有重要作用。它还可对关节的受力起到缓冲作用。关节除了以上的组织结构，还有一些辅助结构，如：关节内软骨、韧带和关节唇等。

（2）骨关节的运动。骨关节的关节面有着复杂的形态，运动轴的数量和位置决定关节的运动形式和范围。滑膜关节的运动形式，基本上沿着三个相互垂直的轴做运动。一是屈和伸，指关节沿着冠状轴进行。二是收和展，是关节沿着矢状轴进行运动。三是旋转，关节沿着垂直轴进行运动。四是环转，指骨的上端在原位转动，下端做圆周运动。人体各部位关节，正常的生理活动形式和范围详见人体关节生理活动范围图 6 - 7）。

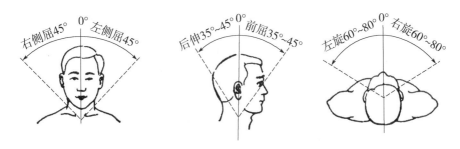

脊柱颈段活动范围

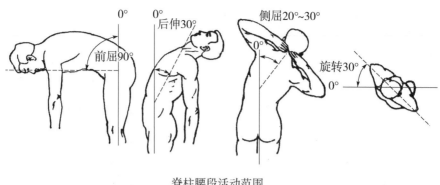

脊柱腰段活动范围

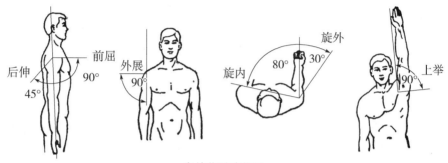

肩关节活动范围

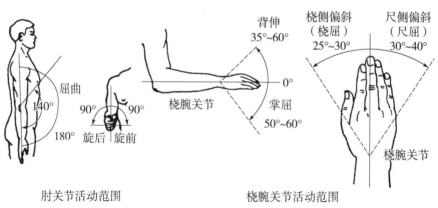

肘关节活动范围　　　桡腕关节活动范围

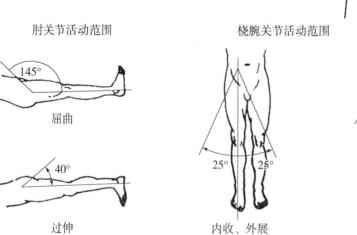
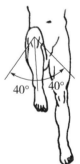

髋关节活动范围

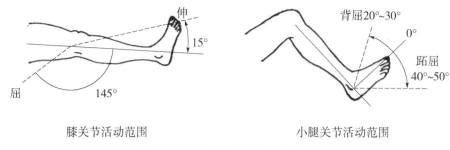

膝关节活动范围　　　　　　　　　小腿关节活动范围

图 6-7　人体关节生理活动范围

3. 人体肌肉组织。肌肉由肌纤维、纤维膜、肌束、肌束膜、肌外膜、肌腱等部分构成。依据结构的不同又可分为：骨骼肌、平滑肌和心肌。按形状的不同又可分为：梭形肌、羽肌、二头肌、二腹肌、长肌、扁肌、轮匝肌等。肌肉的作用是积蓄能量、传递能量，与神经配合支配人体各种功能运动。我们这里重点介绍与按摩有关的骨骼肌。骨骼肌按部位可分为：头面肌、颈肩肌、胸腹肌、背腰肌、上肢肌和下肢肌。

（1）头面肌。主要有额肌、皱眉肌、眼轮匝肌、颧肌、咬肌、提降唇肌、口轮匝肌、颈肌等。

（2）颈肩肌。颈部主要有颈阔肌、胸锁乳突肌、肩胛提肌、中斜角肌、肩胛舌骨肌、胸骨舌骨肌、头夹肌、颈夹肌、头半棘肌、颈最长肌、前斜角肌、后斜角肌、中斜角肌等。肩部主要有：冈上肌、冈下肌、斜方肌、肩胛提肌、大圆肌、小圆肌、颈髂肋肌等。（颈肌图详见图 6-8）

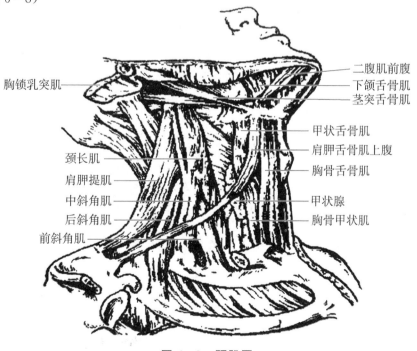

胸锁乳突肌

颈长肌
肩胛提肌
中斜角肌
后斜角肌
前斜角肌

二腹肌前腹
下颌舌骨肌
茎突舌骨肌
甲状舌骨肌
肩胛舌骨肌上腹
胸骨舌骨肌
甲状腺
胸骨甲状肌

图 6-8　颈肌图

（3）胸腹肌。包括：胸大肌、胸小肌、前锯肌、腹外斜肌、腹内斜肌、腹直肌、肋间内肌、肋间外肌等。（胸腹肌图详见图6－9）

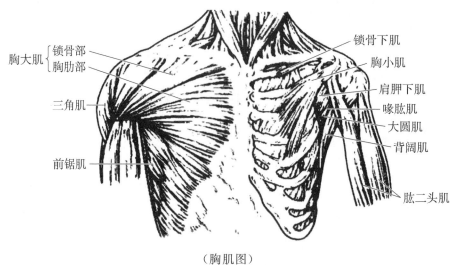

（胸肌图）

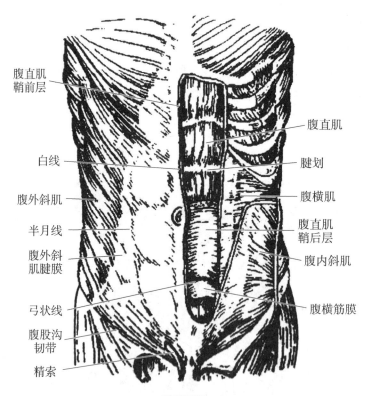

（腹肌图）

图6－9　胸肌和腹肌图

（4）背腰肌。居于浅层面的有：斜方肌、大菱形肌、背阔肌、腹外斜肌、背腰筋膜。居于深层面的有：胸半棘肌、胸最长肌、胸髂肋肌、下后锯肌、腰髂肋肌。（背肌图详见图 6-10）

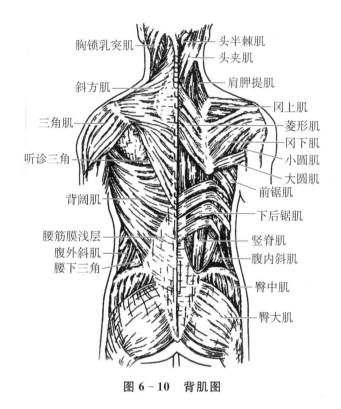

图 6-10　背肌图

（5）上肢肌。包括：三角肌、肩胛下肌、肱二头肌、喙肱肌、肱三头肌、肱肌。桡侧有：肱桡肌、旋前肌、旋后肌、肘肌、腕短伸肌、腕长伸肌、腕屈肌、指屈肌、拇长屈肌、拇短屈肌、拇长伸肌、拇短伸肌。尺侧有：腕屈肌、腕伸肌、骨间背侧肌、食指伸屈肌、小指伸肌、小指短屈肌、小指展肌等。

手部肌肉有：掌面浅层和掌面深层。掌面浅层有：掌长肌、小指屈肌、拇展肌、拇收肌、拇短屈肌、拇长屈肌、小指展肌、蚓状肌；掌面深层有：桡侧腕屈肌、拇短伸肌、拇长展肌、拇指对掌肌、拇短屈肌、拇长屈肌腱、尺侧腕屈肌、拇收肌、小指对掌肌、小指展肌、小指短屈肌、骨间掌侧肌。

背面有：桡侧腕长伸肌腱、桡侧腕短伸肌腱、指伸肌腱、食指伸肌腱、拇长伸肌腱、拇短伸肌腱、拇长展肌腱、第一骨间背侧肌。（上肢肌肉详见图 6-11）

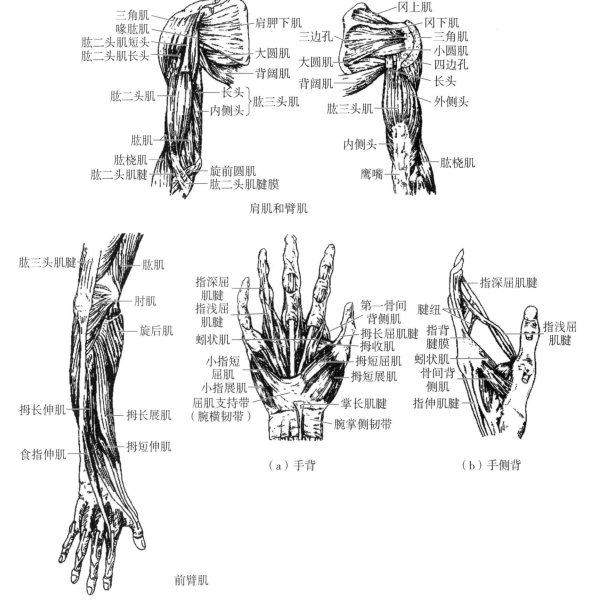

图 6-11　上肢肌图

（6）下肢肌。包括：髋部肌群、腰大肌、臀大肌、臀中肌、臀小肌、髋肌、梨状肌、上孖肌、下孖肌、闭孔内外肌。

大腿前侧肌：缝匠肌、股直肌、股中间肌、股外侧肌、股薄肌、长收肌、大收肌、股内侧肌、阔筋膜张肌、耻骨肌、股内侧肌、胫骨前肌、腓骨长短肌、趾长伸肌、踇长伸肌、比目鱼肌。

大腿后侧肌：股方肌、半腱肌、半膜肌、股二头肌、腓肠肌、趾长屈肌、腓骨长短肌、跟腱。

足部肌肉：足短屈肌、足母展肌、小趾展肌、小趾短屈肌、足母长短屈肌、趾长短屈

肌、足底方肌、小趾展肌、骨间足底肌。（下肢肌图详见图 6－12）

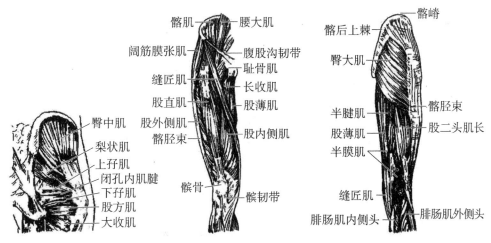

（a）大腿肌前群、内侧群　　（b）髂肌、大腿肌后群（浅层）

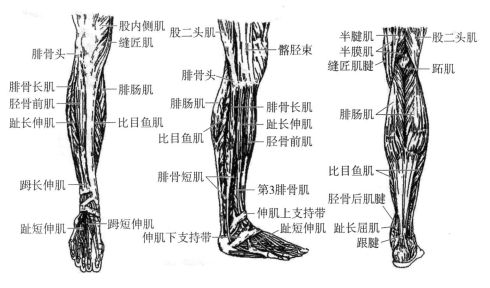

（c）小腿肌前群　　　　（d）小腿肌外侧群　　　　（e）小腿肌后侧群

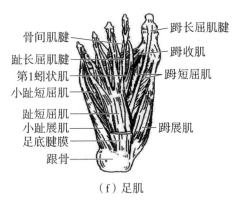

（f）足肌

图 6－12　下肢肌图

（二）脉管系统

包括心血管系统和淋巴系统，是全身血液和淋巴液循环的封闭通道。血管系统由心脏、动脉、毛细血管和静脉网连而成，负担全身血液的正常运行。淋巴系统包括淋巴管道、淋巴结和淋巴组织。淋巴液经管道流向心脏，并汇入到静脉回流心脏，可视为静脉的辅助管道。

脉管系统的主要生理作用，是将消化吸收的营养物质和肺吸收的氧运送到组织器官中去，同时将组织的代谢产物及二氧化碳运送至肾、肺、皮肤，将其排泄出体外。同时，还将人体内分泌系统分泌的各种激素及生物活性物质输送至全身，以起到体液调节功能。（人体心血管系统、淋巴系统示意图详见图 6－13、图 6－14）

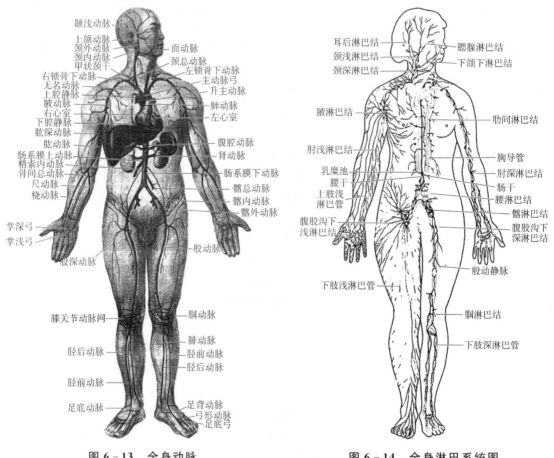

图 6－13　全身动脉　　　　　　　　图 6－14　全身淋巴系统图

（三）神经系统

包括中枢神经和周围神经两部分，它是人体生命活动的最高指挥系统。

1. 中枢神经系统　由脑和脊髓组成。大脑位于颅腔内，按其部位又可分为：端脑、间脑、小脑、中脑、脑桥和延脑六个部分。医学上通常还将延脑、脑桥和中脑合称为

脑干。与脑相连的 12 对脑神经,除 2 对分别连于端脑和间脑外,其余全连接于脑干。（大脑图详见图 6-15）

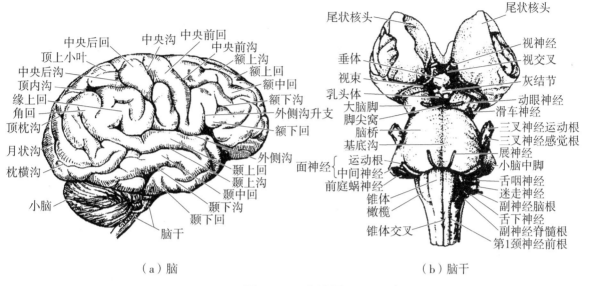

（a）脑　　　　　　　　　　　　　　　（b）脑干

图 6-15　大脑图

脊髓位于脊柱的椎管之中,通过脊神经与人体大部分感受器直接联系。因此在人体各部位的感觉和运动功能中有重要的意义。脊髓的节段与椎体、棘突之间的对应关系在临床的诊断和治疗中,也有着非常重要的作用。（脊髓节段与椎体、棘突的对应关系图详见图 6-16）

2. 周围神经系统。其一端连接脑和脊髓,另一端与人体各系统、器官的末梢装置相连接。其中与小脑相连接的部分称为脑神经,共有 12 对;与脊髓相连接的称脊神经,共有 31 对。还有一类是内脏运动神经,主要作用于内脏器官,称为自主神经。周围神经还分布于体表、骨关节、骨骼肌,起支配作用。

脑神经主要对人的视觉、嗅觉、听觉、

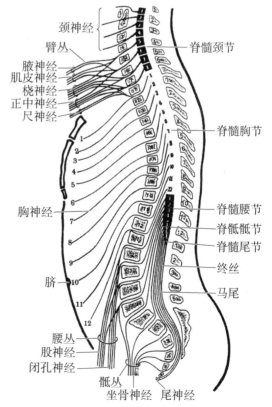

图 6-16　脊髓节段与椎体、棘突的对应关系图

头面部的五官功能起支配作用。脊神经在椎管内的部位可分为：颈神经 8 对、胸神经 12 对、腰神经 5 对、骶神经 5 对、尾神经 5 对。脊神经属于混合神经，其感觉纤维分布于皮肤、肌肉、关节及内脏感受器，将躯体与内脏的感觉冲动传向中枢。

3. 内脏运动神经主要有交感神经和副交感神经。它们的特点是功能相反，互相制约，维持机体、器官的生理活动，不大受人的意识所支配。如交感神经可使心跳加快、加强，支气管平滑肌舒张，消化管蠕动减弱，瞳孔扩大；而副交感神经则使心跳减慢、减弱，支气管平滑肌收缩，消化管蠕动增强，瞳孔缩小。当然它们的作用还远远不止这些。这里就不多作介绍了。

这里需要重点讲一讲皮肤的作用。皮肤是人体最外层的组织器官，它全面包裹着人的体表，直接与外界接触，具有保护机体、排泄汗液、调节体温和感受外来刺激的重要作用，也是按摩时首先要接触的部位。

皮肤按其结构分两层：表皮和真皮层。表皮层又分为角质层和生发层。皮下组织紧贴在真皮之下，具有滋养、保护和缓冲外来压力的作用。

（四）人体其他系统解剖结构

1. 呼吸系统。由鼻、咽、喉、气管、支气管、肺所组成。鼻至喉称为上呼吸道，气管各级支气管为下呼吸道。肺又由实质性组织（包括支气管树、肺泡）及间质组织（包括肺内的结缔组织、血管、淋巴管、神经等）组成。呼吸系统的功能主要是人与自然界进行气体交换。吸入氧气，经过肺循环进行氧交换，排出二氧化碳，维持人的生命。除此而外，呼吸系统还有发音、产生嗅觉、协助水液代谢和协助静脉血液回流的作用。

2. 消化系统。由口腔、咽喉、食管、胃、小肠（包括十二指肠、空肠、回肠）、大肠（包括盲肠、阑尾、结肠、直肠）和肛门等器官所组成，统称为消化道，通常医学上还将口腔至十二指肠部分称为上消化道，空肠至肛门部分称为下消化道。组成消化系统的还有消化腺。消化腺的主要作用是分泌消化液，参与食物的消化吸收。消化腺有大小之分，如肝、胰、唾液腺等属大消化腺。还有一些较小的消化腺，分布于消化管壁内，如唇腺、颊腺、食管腺、肠腺等。此外，肝脏还有较强的解除体内毒素，参与脂肪、蛋白代谢的功能。胰脏是体内糖代谢的主要器官。

3. 泌尿系统。由肾、输尿管、膀胱和尿道所组成。主要功能是参与体内水液的新陈代谢，运输排泄废物和多余的水，保持体内水量的平衡。肾将进入体内的水处理后，产生尿液，经输尿管下输至膀胱，再经尿道排出体外。肾脏还有解毒和调节内分泌的作用。

4. 生殖系统。男、女不同。男性生殖器官由睾丸、附睾、精囊、输精管、前列腺、阴茎、阴囊组成。女性生殖器官由卵巢、输卵管、子宫、阴道、外阴所组成。生殖器官的作用是产生生殖细胞,分泌性激素。男性生成精子,女性产生卵子,在生殖道内受精结合之后,孕育胎儿,繁衍后代。

5. 内分泌系统。由内分泌腺和内分泌组织所组成,包括脑垂体、松果体、甲状腺、甲状旁腺、肾上腺、胰腺、胸腺以及性腺。内分泌腺与其他腺体所不同的是,它没有排泄管道,其分泌的物质叫激素,通过直接进入血液而运送至全身,起到特定的生理作用。内分泌组织是以细胞团的形态,分散在人体的其他器官组织内,如神经组织、消化道、呼吸道、胰腺的胰岛等处。

三、人体经络系统（穴位）主治疾病概要

前面我们在"经络辨证"一节中,曾粗略地介绍了人体经络系统的构造和功能,这里将详细地介绍经络腧穴在人体的分布以及对相关疾病的治疗作用。

1. 十二经脉。我们已经了解到十二经脉是由手三阴经、手三阳经、足三阴经和足三阳经所组成,它们在经气的流注上是按照一定的规律来进行和交接的。概括而言:手三阴经从胸腔走向手指末端,交于手三阳经;手三阳经再从手指端走向头面部,交于足三阳经;足三阳经从头面部走向足趾末端,交于足三阴经;足三阴经再从足趾端走向腹部,经胸腔之前交于手三阴经。如此循环往复,维持着经气的正常流通运行。为了便于理解和记忆,我们将十二经脉的这一流程整理如图6-17。

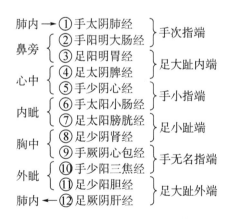

图 6-17　十二经脉相互衔接图

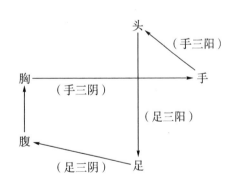

图 6-18　手足阴阳脉走向交接规律示意图

在每条经脉上的一定位置,都有穴位,我们称之为"腧穴"。人体腧穴总体分为三类:一类叫"十四经穴"。顾名思义,就是处在十四经脉上的(还包括任脉、督脉经)穴位,统称为"十四经穴"。目前总数有360多个。当然还会有不断发现的新穴位补充。

另一类叫"奇穴",指十四经穴以外,古有穴名,也有明确位置的穴位,这些穴位,大多有其特定的治疗作用。如:太阳穴、安眠穴、定喘穴、腰眼穴、胆囊穴等,都属于经外奇穴。还有一类,其位置不固定,以手触及处反应较大为准,这类我们叫它"阿是穴"。阿是穴又可叫"压痛点""天应穴",可随机设定一个具体的部位名称。

2. 腧穴的定位。一般是以人体体表的标志和在经脉上距离的远近来确定。总体上有以下几个定位方法。

（1）骨度分寸取穴法。将人体各个部位分别规定其折算长度,作为量取腧穴的标准,无论男女老少、高矮、胖瘦以及人种的不同。（详见图6－19）

（2）解剖标志定位法。临床常用的有两种:一种叫固定标志定位,即在人的体表固定位置处,不受人体活动的影响而改变,如指甲、眼角、肚脐等处。另一种叫活动标志法。必须在做相应的动作之后,才会出现的人体标志,如:咬牙鼓腮,在面颊出现的隆起处取颊车穴;屈肘90°,在肘横纹尽头取曲池穴;握拳,在手掌横纹头处取后溪穴,等等。

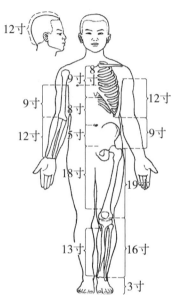

图6－19　常用骨度分寸示意图

（3）手指同身寸取穴法。以患者自身的手指长短为标准,进行测量定位的方法。主要有三种:中指同身寸法、拇指同身寸法和横指同身寸法。（详见图6－20）

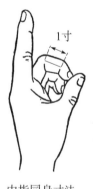
中指同身寸法

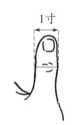
拇指同身寸法

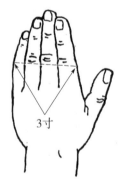
横指同身寸法

图6－20　手指同身寸法示意图

（4）简便取穴法。即利用人体自然体位或器官间的距离,或体表反映出的刺激点来取穴的方法。如:自然立身垂手,中指尖的位置取风市穴;双手虎口交叉,食指尖处取列缺穴;手触及部位出现明显酸、麻、胀、痛处,取阿是穴。

有了以上统一的取穴方法,就可以循经取穴了。

3. 十二经脉、腧穴的人体位置及主治疾病的范围。

(1) 手太阴肺经。左右各 11 穴,起始于胸前壁外上方中府穴,循上肢内侧前桡侧,经过寸口、大鱼际边缘止于拇指内侧端少商穴,共 22 穴(见图 6-21)。临床主要可治疗:咳嗽、气喘、气短、咳血、伤风咽喉肿痛、胸部胀痛、锁骨窝及手臂内侧疼痛、肩背部冷痛等症。手太阴肺经腧穴及主治疾病列表如下:

表 6-7 手太阴肺经腧穴及主治疾病

穴名	部位	主治疾病
中府	前正中线旁开 6 寸,平第一肋间隙	咳嗽气喘,肺胀满,胸痛,肩背痛
云门	前正中线旁开 6 寸,锁骨下缘	咳嗽气喘,胸中烦满热痛,肩背痛
天府	腋前皱襞上端向外直线下 3 寸,肱二头肌外缘	气喘,鼻衄,瘿气,上臂内侧痛
侠白	天府穴下 1 寸,肘横纹上 5 寸	咳嗽,短气,干呕,烦满,上臂内侧痛
尺泽	肘横纹上,肱二头肌腱桡侧	咳嗽咳血,气喘,咽喉肿痛,胸部胀满,潮热,肘臂挛痛,乳痛
孔最	尺泽穴与太渊穴连接线上,腕横纹上 7 寸	咳嗽咳血,气喘,咽喉肿痛,肘臂挛痛,痔疮
列缺	桡骨茎突上方,腕横纹上 1.5 寸	头痛,项强,咳嗽,咽痛,齿痛,口眼歪斜,手腕无力
经渠	桡骨茎突内缘,腕横纹上 1 寸	咳嗽,气喘,胸痛,咽痛,手腕痛
太渊	掌后腕横纹桡侧端,桡动脉桡侧凹陷处	咳嗽,咳血,气喘,咽肿胸痛,腕臂痛
鱼际	第一掌骨中点,赤白肉际处	咳嗽,咳血,咽肿,失音,发热
少商	拇指桡侧指甲旁 0.1 寸	咽喉肿痛,咳嗽,鼻衄,发热,昏迷,癫狂

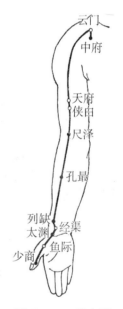

图 6-21 手太阴肺经腧穴总图

(2) 手阳明大肠经。左右各 20 穴,起始于食指端商阳穴;沿食指桡侧,入手背第一、二掌骨间,循上肢外侧的前缘向上至肩峰、过颊、环口经人中穴,止于对侧鼻翼旁迎香穴(详见图6-22)。本经主治:腹痛、肠鸣、泄泻、便秘、痢疾。咽喉肿痛、齿龈痛、鼻流清涕、出血以及本经所经部位的疼痛、发凉或热肿等疾。手阳明大肠经腧穴及主治病证如表6-8所列。

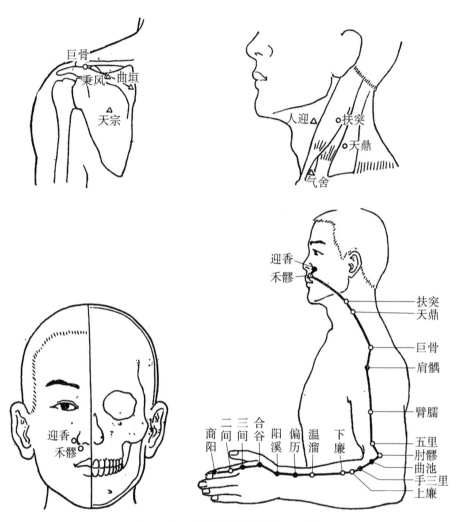

图6-22 手阳明大肠经腧穴总图

表6-8 手阳明大肠经腧穴及主治疾病

穴名	部 位	主治疾病
商阳	食指桡侧指甲旁0.1寸	耳聋,齿痛,咽肿,颔肿,青盲,手指麻木,热病,汗不出,昏迷
二间	握拳食指桡侧,掌指关节前凹陷处	目昏,鼻衄,齿痛,口歪,咽痛,热病
三间	握拳第二掌骨小头桡侧后凹陷中	目痛,齿痛,咽肿,身热,胸满肠鸣

穴名	部　位	主治疾病
合谷	手背第 1、2 掌骨间,平第二掌骨中点处	头痛,目赤肿痛,衄血,齿痛,面肿,耳聋,咽肿,热病,多汗,牙关紧闭,口眼歪斜,腹痛,便秘,疟腮,闭经,滞产
阳溪	腕背横纹桡侧端,拇长、短伸肌腱凹陷中	头痛,目赤肿痛,耳聋,耳鸣,咽肿,齿痛,手腕痛
偏历	阳溪穴与曲池穴连线上,阳溪上 3 寸	目赤,耳鸣,鼻衄,手臂酸痛,喉痛水肿
温溜	阳溪穴与曲池穴连线上,阳溪上 5 寸	头痛,面肿,口舌咽痛,肩臂酸痛,肠鸣腹痛,疔疮
下廉	阳溪穴与曲池穴连线上,曲池穴下 4 寸	头痛,眩晕,目痛,肘臂痛,食物不化,腹痛
上廉	阳溪穴与曲池穴连线,上曲池下 3 寸	头痛,肩膀酸痛,半身不遂,手臂麻木,肠鸣腹痛
手三里	阳溪穴与曲池连线上,曲池下 2 寸	齿痛,颊肿,上肢不遂,腰背痛,腹痛腹泻
曲池	屈肘,在肘横纹外侧端凹陷中	咽喉肿痛,目齿痛,瘰疬,瘾疹,热病,上肢不遂,腹痛吐泻,癫狂
肘髎	屈肘,曲池外上方 1 寸	肩臂肘酸痛,麻木,挛急
手五里	曲池与肩髃穴连线上,曲池上 3 寸	肘臂挛痛,瘰疬
臂臑	曲池与肩髃穴连线上,曲池上 7 寸	肩臂痛,颈项拘急,瘰疬,目疾
肩髃	三角肌上部,肩峰与肱骨结节间	肩臂挛痛,齿痛,风热瘾疹,瘰疬
巨骨	锁骨肩峰端与肩胛冈间凹陷	肩臂痛,不能屈伸,瘰疬,瘿气
天鼎	扶突穴下 1 寸,胸锁乳突肌后缘	暴喑气哽,咽肿,瘰疬,瘿气
扶突	喉结旁开 3 寸	咳嗽,气喘,咽喉肿痛,暴喑
禾髎	水沟穴旁开 0.5 寸	鼻塞衄血,口歪口噤
迎香	鼻翼旁 0.5 寸,鼻唇沟中	鼻塞衄血,口歪面痒

（3）足阳明胃经。左右各 45 穴。起始于眼球与眼眶下缘间的承泣穴,直下挟口角,绕面颊,经耳前至额角的头维穴。另有一线由面颊下颈,循胸正中线旁开 4 寸、腹正中线旁开 2 寸,经下肢外侧前缘,沿足背止于第二趾外侧端厉兑穴（见图 6-23）。本经主治:胃肠病、头面五官病、神志病及有些皮肤病。如:肠鸣腹胀、呕吐胃痛、水肿、口渴易饥、咽喉肿痛、鼻衄、胸、膝关节疼痛以及本经所经部位的疼痛、热病、精神异常等病。足阳明胃经腧穴主治病证如表表 6-9 所列。

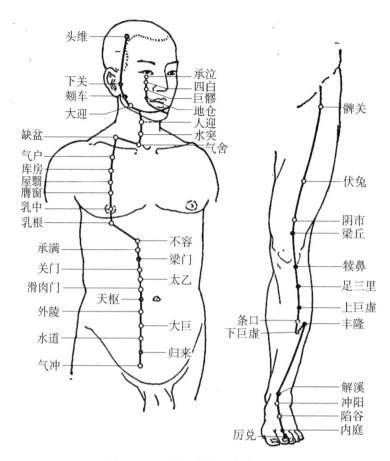

图 6-23 足阳明胃经腧穴总图

表 6-9 足阳明胃经腧穴及主治疾病

穴名	部　　位	主治疾病
承泣	目正视瞳孔直下,眶下缘与眼球间	目赤肿痛,流泪,夜盲,眼睑瞤动,口眼歪斜
四白	目正视瞳孔直下,眶下孔凹陷中	目赤痛痒,目翳,口眼歪斜,眼睑瞤动,头痛眩晕
巨髎	目正视瞳孔直下,平鼻翼下缘处	口眼歪斜,眼睑瞤动,鼻衄,齿痛,唇颊肿
地仓	口角旁 0.4 寸	口角歪斜,流涎,眼睑瞤动
大迎	下颌角前 1.3 寸骨陷中	口眼歪斜,口噤,颊肿,齿痛
颊车	下颌角前上方一横指凹陷中咬牙时咬肌隆起处	口歪齿痛,颊肿,口噤不语
下关	颧弓与下颌切迹间凹陷处	耳聋,耳鸣,聤耳,齿痛,口噤,口眼歪斜
头维	额角发际直上 0.5 寸	头痛,目眩,目痛,流泪,眼睑瞤动
人迎	喉结旁开 1.5 寸	咽喉肿痛,喘息,瘰疬,瘿气

穴名	部　位	主治疾病
水突	人迎穴至气舍穴连线中点	咽喉肿痛,咳嗽气逆,喘息
气舍	人迎穴直下,锁骨上缘	咽喉肿痛,颈项强,喘息,呃逆,瘿瘤,瘰疬
缺盆	锁骨上窝中央,前正中线旁4寸	咳嗽气喘,咽喉肿痛,缺盆中痛,瘰疬
气户	锁骨下缘,前正中线旁4寸	胸胁支满,咳逆上气,呃逆,胸胁痛
库房	第1肋间隙,前正中线旁4寸	胸胁胀痛,咳嗽气逆,咳吐脓血
屋翳	第2肋间隙,前正中线旁4寸	胸胁胀痛,咳喘,咳吐脓血,乳痈
膺窗	第3肋间隙,前正中线旁4寸	咳喘,胸胁胀痛,乳痈
乳根	第5肋间隙,乳头直下	咳嗽,胸痛,气喘,呃逆,乳痈,乳汁少
不容	脐上6寸,旁开2寸	腹胀呕吐,胃痛,食欲不振
承满	脐上5寸,旁开2寸	胃痛吐血,肋下坚痛,食欲不振,肠鸣腹胀
梁门	脐上4寸,旁开2寸	胃痛呕吐,食欲不振,腹胀泄泻
关门	脐上3寸,旁开2寸	腹胀腹痛,肠鸣泄泻,水肿
太乙	脐上2寸,旁开2寸	胃痛心烦,癫狂
滑肉门	脐上1寸,旁开2寸	胃痛呕吐,癫狂
天枢	脐旁2寸	腹胀肠鸣,绕脐痛,便秘,泄泻,痢疾,月经不调,癥瘕
外陵	脐下1寸,旁开2寸	腹痛疝气,痛经
大巨	脐下2寸,旁开2寸	小腹胀满,小便不利,疝气,遗精,早泄
水道	脐下3寸,旁开2寸	小腹胀满,小便不利,痛经,不孕
归来	脐下4寸,旁开2寸	腹痛疝气,月经不调,带下,阴挺,阴冷肿痛
气冲	脐下5寸,旁开2寸	腹痛肠鸣,疝气,阴肿,阳痿,月经不调,不孕
髀关	髂前上棘与髌骨外缘连线上,平臀沟处	腰痛,膝寒,痿痹,腹痛
伏兔	髂前上棘与髌骨外缘连线上,髌骨上6寸	腰痛,膝冷,疝气,脚气
阴市	髌骨外上缘3寸	膝冷,腹胀,疝气,水肿
梁丘	髌骨外上缘2寸	膝胫痹痛,胃痛,乳痈
犊鼻	髌骨下缘,髌韧带外侧凹陷中	膝中痛,脚气
足三里	犊鼻穴下3寸,胫骨前嵴外一横指处	胃痛,腹胀,噎膈,呕吐,泄泻,痢疾,便秘,乳痈,肠痈,腰腿痛,虚劳,水肿,癫狂

续表

穴名	部　　位	主治疾病
上巨虚	足三里穴下 3 寸	肠鸣腹痛,泄泻,便秘,肠痈,中风瘫痪,脚气
条口	上巨虚穴下 2 寸	膝胫麻木痿痹,转筋,跗肿,足软
下巨虚	上巨虚穴下 3 寸	小腹痛,便脓血,腰脊痛,睾丸痛,乳痈,下肢痿痹
丰隆	外踝上 8 寸,条口穴外 1 寸	头痛,咳嗽,肢肿,便秘,下肢痿痹,狂痫
解溪	足背踝关节横纹中间,踇趾长伸肌腱之间	头痛眩晕,腹胀,便秘,踝关节痛,下肢痿痹,癫痫
冲阳	内庭穴上 5 寸	口眼歪斜,面肿,上齿痛,胃痛,足缓不收,狂痫
陷谷	内庭穴上 2 寸	面身浮肿,胸胁支满,腹痛肠鸣,热病,足胫痛
内庭	足背第 2、3 趾间缝纹端	齿咽痛,口歪,鼻衄,胃痛吐酸,腹胀泄泻,便秘,痢疾,足背肿痛,热病
厉兑	第 2 趾外侧甲旁 0.1 寸	鼻炎衄,齿痛,喉痹,腹胀,热病,多梦,足胫冷痛,癫狂

　　(4)足太阴脾经。左右各 21 穴,起始于足大趾内侧端隐白穴,沿足内侧赤白肉间上行,经内踝前,沿胫骨内侧面后缘上行,至内踝上 8 寸处,交出于足厥阴之前,经膝股内侧前缘至腹,再循腹正中线旁开 4 寸,胸正中线旁开 6 寸,止于腋下大包穴(详见图 6-24)。本经主治脾胃病、妇科病和部分男科病。如:胃脘痛、腹胀、嗳气、呕吐、便溏、黄疸,身重无力,舌根强痛,膝股内侧冷痛、肿胀等。足太阴脾经腧穴主治病证如表 6-10 所列。

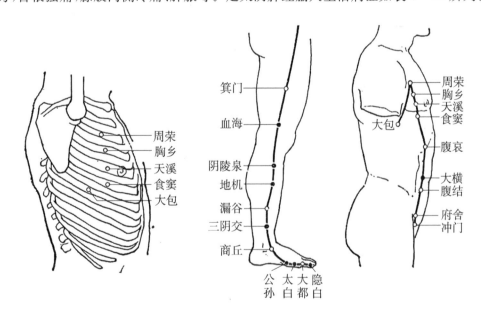

图 6-24　足太阴脾经腧穴总图

表 6 - 10　足太阴脾经腧穴及主治疾病

穴名	部　　位	主治疾病
隐白	蹬趾内侧趾甲旁 0.1 寸	腹胀,便血,尿血,月经过多,崩漏,多梦,癫狂,惊风
大都	蹬趾内侧第 1 跖趾关节前缘赤白肉处	腹胀,胃痛,饮食不化,呕吐,泄泻,便秘,热病无汗
太白	第 1 跖骨小头后缘,赤白肉处	胃痛,腹胀,身重,肠鸣,泄泻,便秘,痔疮,脚气
公孙	第 1 跖骨底前缘,赤白肉处	胃痛,呕吐,饮食不化,腹痛,泄泻,痢疾
商丘	内踝前下方凹陷中	腹胀,便秘,泄泻,黄疸,饮食不化,足踝痛
三阴交	内踝上 3 寸,胫骨内侧面后缘	肠鸣,腹胀,泄泻,月经不调,带下阴挺,不孕,滞产,遗精,阳痿,疝气,足痿,脚气,不寐
漏谷	三阴交穴上 3 寸	腹胀,肠鸣,小便不利,遗精,腿脚冷,足踝肿痛
地机	阴陵泉穴下 3 寸	腹痛,泄泻,水肿,小便不利,遗精,月经不调
阴陵泉	胫骨内侧髁下缘凹陷处	腹胀,水肿,黄疸,小便不利,尿失禁,膝痛
血海	髌骨内上方 2 寸	月经不调,崩漏,闭经,瘾疹,湿疮,股内侧痛
箕门	血海穴上 6 寸	小便不利,遗尿,腹股沟肿痛
冲门	曲骨穴旁 3.5 寸	腹痛,泄泻,疝气,带下,崩漏
府舍	冲门穴外上方 0.7 寸,前正中线旁 4 寸	腹痛,积聚疝气
腹结	大横穴下 1.3 寸	绕脐痛,腹寒,泻痢,疝痛
大横	脐中旁开 4 寸	泄泻,便秘,腹痛
腹哀	脐上 3 寸旁开 4 寸	饮食不化,脐腹痛,便脓血,便秘
食窦	第 5 肋间隙中,前正中线旁 6 寸	胸胁支满,腹胀水肿,嗳气反胃
天溪	第 4 肋间隙中,前正中线旁开 6 寸	胸中满痛,咳嗽,气逆,乳痛
胸乡	第 3 肋间隙中,前正中线旁开 6 寸	胸胁支满牵引胸背痛,卧难转侧
周荣	第 2 肋间隙中,前正中线旁开 6 寸	胸胁支满,饮食不下,咳嗽气逆
大包	腋中线上,第 6 肋间隙中	胸胁中痛,气喘,全身疼痛,四肢无力

（5）手少阴心经。左右各 9 穴,起始于腋窝中点极泉穴,循上肢内侧后缘,入掌部第 4、5 掌骨间,止于小指桡侧指甲旁 0.1 寸处少商穴（详见图 6 - 25）。本经主治:心

痛、目黄、口渴、咽干、胁痛及上臂内外侧痛、牙痛、手心发热等。手少阴心经腧穴及主治病证如表 6－11 所列。

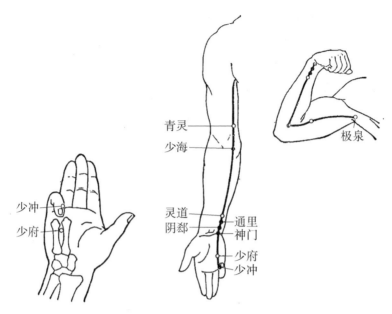

图 6－25　手少阴心经腧穴总图

表 6－11　手少阴心经腧穴及主治疾病

穴名	部　位	主治疾病
极泉	腋窝正中	心痛,咽干,烦渴,胁下满痛,瘰疬,肘臂冷痛
青灵	少海穴上 3 寸	头痛振寒,目黄,胁痛,肩臂痛
少海	屈肘肘横纹尺侧端凹陷中	心痛,头项痛,手臂挛痛,腋胁痛,瘰疬
灵道	神门穴上 1.5 寸	心痛,瘛疭,暴喑,肘臂挛痛
通里	神门穴上 1 寸	心悸怔忡,头晕目眩,咽痛,暴喑,舌强不语,腕臂痛
阴郄	神门穴上 0.5 寸	心痛,惊悸,骨蒸盗汗,鼻血,吐血,暴喑
神门	腕横纹尺侧端,尺侧腕屈肌腱桡侧凹陷中	心痛心烦,怔忡,惊悸,善忘,不寐,痴呆狂痫,胁痛,掌中热
少府	手掌第 4、5 掌骨间,平劳宫穴	心悸胸痛,小指挛痛,掌中热,遗尿,小便不利,阴痛
少冲	小指桡侧指甲旁 0.1 寸	心悸心痛,胸胁痛,癫狂,昏迷,热病

（6）手太阳小肠经。左右各 19 穴,起始于小指尺侧端少泽穴,经手臂外侧,沿上肢外侧后缘,至肩关节后方,绕肩胛部,循颈上颊达目外眦,止于耳前听宫穴（详见图 6－26）。本经主治热病、神志病及腹痛、腰脊痛,牵引睾丸痛、耳聋、目黄、颊肿、咽

喉肿痛,肩臂外侧后缘疼痛等。手太阳小肠经腧穴及主治病证如表6-12所列。

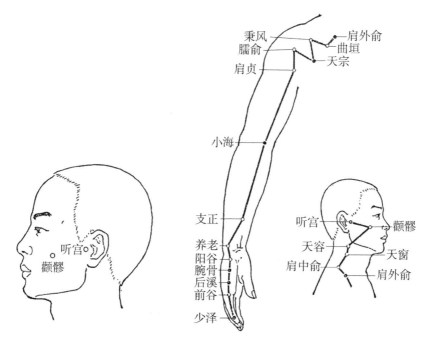

图6-26　手太阳小肠经腧穴总图

表6-12　手太阳小肠经腧穴及主治疾病

穴名	部　　位	主治疾病
少泽	小指尺侧甲旁0.1寸	头痛,寒热,目翳,咽喉肿痛,乳肿乳少,昏迷
前谷	握拳第5掌指关节前尺侧横纹头赤白肉际处	头痛,目痛,耳鸣,咽肿,咳嗽胸满,热病无汗,指麻,产后无乳
后溪	握拳第5掌指关节后尺侧横纹头赤白肉际处	头项强痛,目翳,耳聋,鼻衄,咽肿,齿痛,疟疾,肘臂挛痛,癫痫
腕骨	手背尺侧豌豆骨前凹陷处	热病无汗,头痛,颈肩臂痛,指挛腕痛,黄疸
阳谷	腕背横纹尺侧端,尺骨小头前凹陷中	颔肿寒热,耳鸣耳聋,头眩目痛,腕臂肩痛,舌强口噤,癫狂,瘛疭
养老	以掌向胸,尺骨小头桡侧凹陷中	目视不明,肩臂腰痛
支正	阳谷穴与小海穴连线上,阳谷穴上5寸	恶寒发热,头痛目眩,肘臂手指挛痛,癫狂
小海	屈肘,尺骨鹰嘴与肱骨内上髁之间凹陷处	头痛,颔肿颈痛,肘肩臂痛,癫痫
肩贞	腋后皱襞上1寸	肩肿热痛,手臂不举,耳鸣,齿痛,瘰疬,寒热

穴名	部　位	主治疾病
臑俞	腋后皱襞直上,肩胛冈下缘凹陷中	肩肿,肘臂酸痛,瘰疬
天宗	肩胛冈下窝中间	肩重,肘臂痛,肩胛痛,颊颔肿痛
秉风	肩胛冈上窝中	肩胛痛,肩臂疼痛
曲垣	肩胛骨冈上窝内侧凹陷中	肩痛,肩膊拘急疼痛
肩外俞	第1胸椎棘突下,旁开3寸	肩臂疼痛,颈项强急,肘臂冷痛
肩中俞	大椎穴旁2寸	咳嗽,气喘,吐血,寒热,目视不明,肩背疼痛
天窗	喉结旁开3.5寸	喉痛,颊肿,耳聋,耳鸣,暗不能言
天容	下颌角后,胸锁乳突肌前缘	耳聋耳鸣,咽痛喉痹,颈肿项痛
颧髎	目外眦直下,颧骨下缘凹陷中	口眼歪斜,眼睑𥆧动,齿痛颊肿,目黄
听宫	耳屏前,张口呈凹陷处	耳聋耳鸣,聤耳,齿痛,癫狂

(7) 足太阳膀胱经。左右各67穴,起始于目内眦旁睛明穴,循额上行、夹头顶正中线,下行至后项,循脊正中线旁开1.5寸、3寸两线下行至臀部,沿大腿后至腘窝处,再经小腿后过外踝后侧,经足背外侧,止于小趾外侧指甲旁0.1寸至阴穴(详见图6-27)。本经主治:小便不利、癃闭、遗尿、癫狂、疟疾、目疾、迎风流泪、鼻塞多涕、鼻衄、头痛、项背痛、腰臀部及下肢本经所经部位疼痛以及与本经所及脏腑相关的疾病。足太阳膀胱经腧穴主治疾病如表6-13所列。

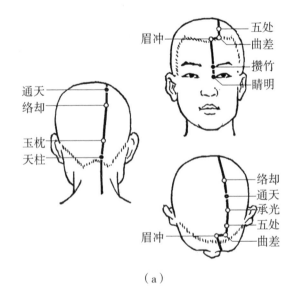

(a)

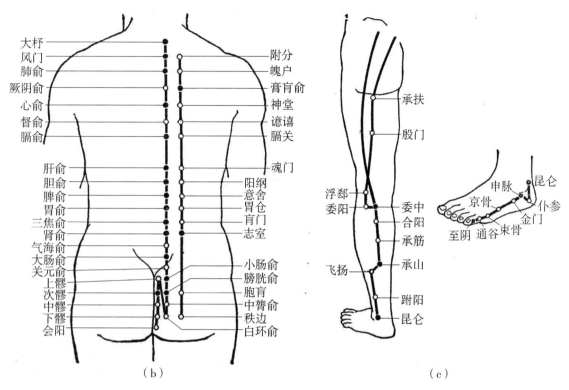

图 6 - 27　足太阳膀胱经腧穴总图

表 6 - 13　足太阳膀胱经腧穴及主治疾病

穴名	部　位	主治疾病
睛明	目内眦旁 0.1 寸	目赤肿痛,内眦痒痛,流泪,目眩雀目
攒竹	眉头凹陷中	头痛目眩,眉棱骨痛,目视不明,流泪,目赤肿痛,眼睑瞤动
眉冲	眉头直上入发际 0.5 寸	头痛,目眩,鼻塞,痫证
曲差	神庭穴旁开 1.5 寸	头痛,鼻塞,衄血,目视不明
五处	上星穴旁开 1.5 寸	头痛目眩,癫痫,瘛疭
承光	五处穴后 1.5 寸	头痛,目眩,鼻塞口歪,热病无汗
通天	承光穴后 1.5 寸	头痛,眩晕,鼻塞,衄血,鼻痔
络却	通天穴后 1.5 寸	头昏耳鸣,项肿瘿瘤,癫狂,瘛疭,目视不明
玉枕	脑户穴旁开 1.3 寸	头项痛,目痛鼻塞
天柱	哑门穴旁开 1.3 寸,斜方肌外缘凹陷处	头痛,项强,咽肿鼻塞,热病,狂痫,肩背痛
大杼	第 1 胸椎棘突下,旁开 1.5 寸	头痛,项背痛,咳嗽,发热,瘛疭,脊强

穴名	部　　位	主治疾病
风门	第2胸椎棘突下,旁开1.5寸	伤风咳嗽,发热头痛,项强,腰背痛
肺俞	第3胸椎棘突下,旁开1.5寸	咳喘,吐血,骨蒸潮热,盗汗
厥阴俞	第4胸椎棘突下,旁开1.5寸	咳嗽,胸闷心痛,呕吐
心俞	第5胸椎棘突下,旁开1.5寸	心痛,惊悸,健忘,心烦,咳嗽,吐血,梦遗,盗汗,癫痫
督俞	第6胸椎棘突下,旁开1.5寸	恶寒发热,心痛,腹痛,肠鸣,胸膈气逆
膈俞	第7胸椎棘突下,旁开1.5寸	噎膈,呕吐,饮食不下,咳喘,吐血,潮热盗汗
肝俞	第9胸椎棘突下,旁开1.5寸	黄疸,胁痛,鼻衄,吐血,目眩,目赤雀目,脊背痛,癫痫
胆俞	第10胸椎棘突下,旁开1.5寸	黄疸,口苦,胸胁痛,肺痨,潮热
脾俞	第11胸椎棘突下,旁开1.5寸	腹胀,黄疸,呕吐,泄泻,痢疾,便血,水肿,脾胃,虚弱,背痛
胃俞	第12胸椎棘突下,旁开1.5寸	胸胁痛,胃脘痛,腹胀,肠鸣,反胃呕吐,脾胃虚弱
三焦俞	第1腰椎棘突下,旁开1.5寸	肠鸣腹胀,水谷不化,呕吐,泄泻,痢疾,水肿,腰背强痛
肾俞	第2腰椎棘突下,旁开1.5寸	遗精,阳痿,月经不调,遗尿,白带多,肾虚腰痛,目昏,耳聋耳鸣,水肿
气海俞	第3腰椎棘突下,旁开1.5寸	腰痛,痛经,痔疮
大肠俞	第4腰椎棘突下,旁开1.5寸	腰痛,肠鸣,腹胀,泄泻,便秘
关元俞	第5腰椎棘突下,旁开1.5寸	腰痛,腹胀,泄泻,小便难,遗尿,消渴
小肠俞	第1骶椎棘突下,旁开1.5寸	小腹胀痛,痢疾,遗精,尿血,遗尿,带下
膀胱俞	第2骶椎棘突下,旁开1.5寸	小便不通,遗尿,泄泻,便秘,腰脊强痛
中膂俞	第3骶椎棘突下,旁开1.5寸	痢疾,疝气,消渴,腰脊强痛
白环俞	第4骶椎棘突下,旁开1.5寸	遗尿,疝痛,月经不调,带下,腰骶冷痛
上髎	第1骶后孔中	腰痛,大小便不利,月经不调,赤白带下,阴挺
次髎	第2骶后孔中	腰痛,疝气,月经不调,赤白带下,痛经,下肢痿痹
中髎	第3骶后孔中	腰痛,便秘,泄泻,小便不利,月经不调,白带多
下髎	第4骶后孔中	腰痛,小腹痛,小便不利,便秘
会阳	尾骨尖旁0.5寸	痢疾,便血,泄泻,痔疮,阳痿,带下
承扶	臀沟中央	腰脊痛,臀痛,大便难,痔疮

穴名	部　　位	主治疾病
殷门	承扶穴下 6 寸	腰痛不可俯仰,股后肿痛
浮郄	委阳穴上 1 寸	便秘,臀股部麻木,腘筋挛急
委阳	腘横纹外端,股二头肌腱内缘	腰脊强痛,小腹胀满,小便不利,腿足挛痛
委中	腘窝横纹中点	腰痛,髋关节活动不利,腘筋挛急,下肢痿痹,腹痛,吐泻,丹毒
附分	第 2 胸椎棘突下,旁开 3 寸	肩背拘急,颈项强痛,肘臂麻木
魄户	第 3 胸椎棘突下,旁开 3 寸	肺痨,咳嗽,气喘,项强,肩背痛
膏肓俞	第 4 胸椎棘突下,旁开 3 寸	肺痨,咳嗽,气喘,吐血,盗汗,健忘,遗精,脾胃虚弱
神堂	第 5 胸椎棘突下,旁开 3 寸	咳喘,胸腹满胀,脊背强痛
譩譆	第 6 胸椎棘突下,旁开 3 寸	咳喘,目眩,疟疾,热病,汗不出,肩背痛
膈关	第 7 胸椎棘突下,旁开 3 寸	饮食不下,呕吐,嗳气,脊背强痛
魂门	第 9 胸椎棘突下,旁开 3 寸	胸胁胀满,背痛,呕吐,泄泻
阳纲	第 10 胸椎棘突下,旁开 3 寸	肠鸣,腹痛,腹泻,黄疸,消渴
意舍	第 11 胸椎棘突下,旁开 3 寸	肠鸣,腹胀,呕吐,泄泻,饮食不下
胃仓	第 12 胸椎棘突下,旁开 3 寸	腹胀,胃脘痛,水肿,脊背痛,小儿食积
肓门	第 1 腰椎棘突下,旁开 3 寸	腹痛,便秘,痞块,妇人乳疾
志室	第 2 腰椎棘突下,旁开 3 寸	遗精,阳痿,小便不利,水肿,腰脊强痛
胞肓	第 2 骶椎棘突下,旁开 3 寸	肠鸣,腹胀,腰脊痛,癃闭,大便难,阴肿
秩边	第 4 骶椎棘突下,旁开 3 寸	腰骶痛,下肢痿痹,小便不利,阴肿,痔疮,大便难
合阳	委中穴下 2 寸	腰脊强痛,下肢痹痛,疝痛,崩漏
承筋	合阳穴与承山穴连线中点	腿痛转筋,膝酸重,痔疮,腰背拘急
承山	腓肠肌两肌腹间凹陷处	腰痛,腿痛转筋,痔疮,便秘,脚气
飞扬	昆仑穴直上 7 寸	头痛目眩,衄血,腰背痛,痔疮,腿软无力
跗阳	昆仑穴直上 3 寸	头重头痛,腰骶痛,外踝肿痛,下肢瘫痪
昆仑	外踝与跟腱间凹陷处	头痛,项强,目眩,鼻衄,肩背腰骶痛,脚跟肿痛,难产,胞衣不下,痫证
仆参	昆仑穴直下,赤白肉际	下肢痿弱,足跟痛,腿痛转筋,膝肿,脚气,癫痫

续表

穴名	部　　位	主治疾病
申脉	外踝下缘凹陷中	头痛,眩晕,腰腿酸痛,癫痫
金门	申脉穴前下方,骰骨外侧凹陷中	腰痛,外踝痛,下肢痹痛,癫痫,小儿惊风
京骨	第5跖骨粗隆下,赤白肉际	头痛,项强,目翳,腰髀痛,膝痛,脚挛,癫痫
束骨	第5跖骨小头后缘,赤白肉际	头痛,目眩,项强,腰背及下肢痛,癫狂
通谷	第5跖趾关节前缘,赤白肉际	目眩,头顶痛,鼻衄,癫狂
至阴	足小趾外侧甲旁0.1寸	头目疼痛,鼻塞,鼻衄,难产,胎位不正,胞衣不下

（8）足少阴肾经。左右各27穴,起始于足掌心涌泉穴,斜走舟骨粗隆下,绕内踝后侧,循下肢内侧后缘,经少腹部,循腹正中线旁开0.5寸,胸正中线旁开2寸上行,止于锁骨下端俞府穴(详见图6-28)。本经主治:咳血、气喘、舌干咽痛、腰痛、水肿、便秘、泄泻,脊、股内后侧痛,下肢无力、足心发热以及妇科病、泌尿系统疾病。足少阴肾经腧穴及主治疾病如表6-14所列。

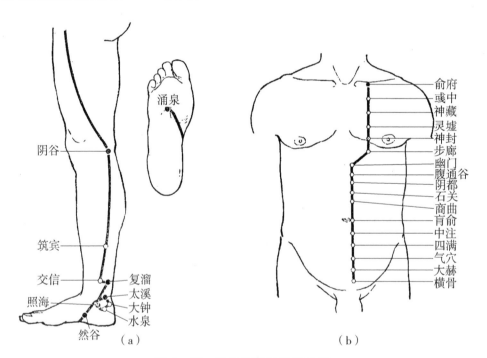

图6-28　足少阴肾经腧穴总图

表 6-14　足少阴肾经腧穴及主治疾病

穴名	部　位	主治疾病
涌泉	足底中,足趾跖屈时呈凹陷处	头痛目眩,头昏咽痛,失音,大便难,小便不利,足心热痛,癫痫
然谷	足舟骨粗隆前下缘凹陷中	阴痒,阴挺,月经不调,遗精,泄泻,咳血,黄疸,消渴,足跗肿痛,小儿脐风,口噤
太溪	内踝与跟腱之间凹陷中	咽齿肿痛,耳聋,咳血,气喘,消渴,月经不调,遗精,阳痿,不寐,小便频数
大钟	太溪穴下 0.5 寸,跟腱内缘	咳血,气喘,腰脊强痛,痴呆,嗜卧,足跟痛
水泉	太溪穴下 1 寸	闭经,月经不调,痛经,阴挺,小便不利,目昏花
照海	内踝下缘凹陷中	月经不调,赤白带下,阴挺,阴痒,小便频数,癃闭,便秘,脚气红肿,不寐,痫证
复溜	太溪穴上 2 寸	腹胀,水肿,泄泻,肠鸣,腿肿,足痿,盗汗,热病,汗不出,汗出不止
交信	复溜穴前 0.5 寸	月经不调,崩漏,阴挺,泄泻,便秘,睾丸肿痛
筑宾	太溪穴上 5 寸	癫狂,呕吐延沫,疝痛,足胫痛
阴谷	屈膝腘窝内侧半腱半膜肌之间	阳痿,疝痛,崩漏,小便不利,膝腘酸痛
横骨	脐下 5 寸,旁开 0.5 寸	少腹满痛,小便不利,遗尿,遗精,阳痿,睾丸痛
大赫	脐下 4 寸,旁开 0.5 寸	遗精,阳痿,阴茎痛,阴挺,带下
气穴	脐下 3 寸,旁开 0.5 寸	闭经,月经不调,崩漏,带下,不孕,小便不利,泄泻
四满	脐下 2 寸,旁开 0.5 寸	水肿,疝气,腹痛,泄泻,闭经,不孕,遗精
中注	脐下 1 寸,旁开 0.5 寸	月经不调,腹痛,便秘
肓俞	脐旁 0.5 寸	腹痛,腹胀,呕吐,便秘,疝痛
商曲	脐上 2 寸,旁开 0.5 寸	腹痛,泄泻,便秘,腹中积聚
石关	脐上 3 寸,旁开 0.5 寸	呕吐,腹痛,便秘,不孕
阴都	脐上 4 寸,旁开 0.5 寸	肠鸣,腹痛,便秘,不孕
腹通谷	脐上 5 寸,旁开 0.5 寸	腹痛,腹胀,呕吐,脾胃虚弱
幽门	脐上 6 寸,旁开 0.5 寸	胸胁痛,心烦,呕哕,腹胀,积聚疼痛,便下脓血
步廊	第 5 肋间隙,前正中线旁 2 寸	咳嗽,气喘,胸胁支满,呕吐,不欲食
神封	第 4 肋间隙,前正中线旁 2 寸	咳嗽,气喘,胸胁支满,乳痈,呕吐,不欲食
灵墟	第 3 肋间隙,前正中线旁 2 寸	咳喘,胸胁支满,乳痈,呕吐

续表

穴名	部 位	主治疾病
神藏	第2肋间隙,前正中线旁2寸	咳喘,胸痛,呕吐,烦满,不欲食
彧中	第1肋间隙,前正中线旁2寸	咳喘,痰壅,胸胁支满,不嗜食
俞府	锁骨下缘,前正中线旁2寸	咳喘,胸痛,呕吐,不嗜食

（9）手厥阴心包经。左右各9穴,起始于乳头外开1寸的天池穴,上行腋窝,循上肢内侧中间,进入掌中第2、3掌骨间,止于中指尖端中冲穴(详见图6-29)。本经主治:胸闷心痛、心悸心烦、癫狂、腋肿、肘臂拘急、掌心发热以及本经经过部位的疼痛不适等。手厥阴心包经腧穴主治疾病如表6-15所列。

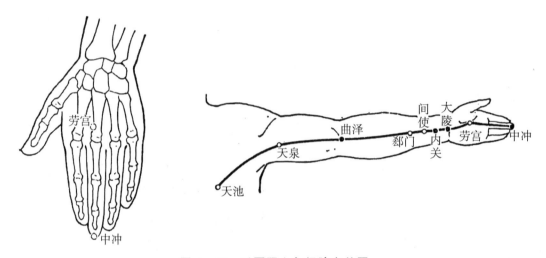

图6-29 手厥阴心包经腧穴总图

表6-15 手厥阴心包经腧穴及主治疾病

穴名	部 位	主治疾病
天池	第4肋间隙,乳头外侧1寸	胸满胁痛,腋肿瘰疬
天泉	上臂掌侧,腋前皱襞顶端水平线下2寸	心痛,咳嗽,胸胁支满,臂痛
曲泽	肘横纹中,肱二头肌腱尺侧缘	心痛心悸,烦热,口干,胃痛,呕吐,肘臂疼痛
郄门	腕横纹上5寸,掌长肌与桡侧腕屈肌之间	心痛心悸,衄血,呕血,咳血,疔疮,癫疾
间使	腕横纹上3寸,掌长肌腱与桡侧腕屈肌腱间	心痛心悸,胃病,呕吐,热病,烦躁,疟疾,癫痫
内关	腕横纹上2寸	心痛心悸,胃痛,呕吐,热病,肘臂挛痛,癫痫

穴名	部　　位	主治疾病
大陵	腕横纹中点	心痛心悸,胃病,呕吐,胸胁痛,癫痫
劳宫	掌心横纹中,第2、3掌骨之间	心痛,口疮,口臭,呕吐,癫痫
中冲	中指尖端中间	心痛,心烦,昏迷,热病,中暑,舌强肿痛,耳鸣,小儿夜啼

（10）手少阳三焦经。左右各23穴,起始于无名指尺侧端关冲穴,沿手背第4、5掌骨间上行。至上肢外侧中间至肩臂。再上行至颈部,经耳后,止于眉梢外侧凹陷处丝竹空穴(详见图6-30)。本经主治:腹胀、水肿、小便不利、遗尿、耳鸣耳聋、咽喉肿痛、目外眦痛、颊肿、耳后疼痛及肩、臂、肘外侧疼痛等。手少阳三焦经腧穴主治疾病如表6-16所列。

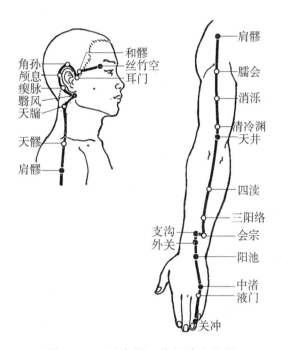

图6-30　手少阳三焦经腧穴总图

表6-16　手少阳三焦经腧穴及主治疾病

穴名	部　　位	主治疾病
关冲	第4指尺侧甲旁约0.1寸	头痛,目赤,咽喉肿痛,舌强,热病,心烦
液门	握拳,第4、5指间掌指关节前凹陷	头痛,目赤,耳聋,咽肿,疟疾,手背痛
中渚	握拳,第4、5掌骨小头后缘凹陷液门穴后1寸	头痛,目赤,耳聋,耳鸣,咽肿,热病,肘臂痛手指不能屈伸

续表

穴名	部　　位	主治疾病
阳池	腕背横纹中,指总伸肌腱尺侧凹陷	肩臂痛,腕痛,疟疾,耳聋,消渴
外关	腕背横纹上2寸,桡尺骨之间	热痛,头痛,耳聋耳鸣,目赤肿痛,瘰疬,胁肋痛,肘臂手指痛,屈伸不利
支沟	腕背横纹上3寸,桡尺骨之间	暴喑,耳聋耳鸣,瘰疬,胁肋痛,热病,呕吐便秘
会宗	支沟穴尺侧1寸	耳聋,痫证,臂痛
三阳络	支沟穴上1寸	暴聋,暴喑,齿痛,手臂痛
四渎	前臂背侧,肘下5寸,桡尺骨之间	耳聋,齿痛,咽肿,暴喑,前臂痛
天井	屈肘,尺骨鹰嘴上1寸凹陷中	偏头痛,耳聋,颈项,肩臂痛,瘰疬,癫痫
清冷渊	尺骨鹰嘴上2寸	头痛,目黄,肩臂不举
消泺	清冷渊穴上3寸	头痛,项强,齿痛,肩背痛
臑会	肩髎穴下3寸,三角肌后缘	瘿气,瘰疬,肩臂酸痛
肩髎	肩峰外下方,肩髃穴后1寸凹陷处	臂痛,肩重不举
天髎	肩井穴下1寸	肩肘痛,缺盆中痛,颈项强急
天牖	乳突后下方,胸锁乳突肌后缘平下颌角处	头痛,面肿,目昏,暴聋,瘰疬,项强
翳风	乳突前下方,平耳垂下缘凹陷中	耳鸣耳聋,口㖞口噤,脱颌,齿痛,颊肿,瘰疬
瘛脉	乳突中央,翳风穴与角孙沿耳轮连接下1/3处	头痛,耳鸣耳聋,小儿惊痫,呕吐,泄泻
颅息	耳后翳风与角孙沿耳轮连线上1/3处	头痛,耳鸣,小儿惊痫
角孙	耳尖处发际处	耳鸣,目翳,唇燥,龈肿,项强
耳门	耳屏上切迹前,下颌骨髁状突后缘凹陷中	耳鸣,耳聋,聤耳,齿痛,颈颔痛
和髎	鬓发后缘,平目外眦颞浅动脉后缘	头痛而重,耳鸣,牙关拘急,颈颔肿,口㖞
丝竹空	眉梢处凹陷中	头痛,目赤肿痛,目昏花,眼睑瞤动,齿痛,癫痫

　　(11)足少阳胆经。左右各44穴,起始于目外眦旁瞳子髎穴,斜行于耳前,再上行头角,绕耳后,折回前额,向后行至风池穴再向下,过颈肩,沿胁肋腰间,下至臀部,循下肢外侧中间,经外踝前过足背,止于第四趾外侧端甲旁0.1寸处足窍阴穴(详见图6-31)。本经主治:头痛、口苦、目眩、疟疾、颔痛、目外眦痛、锁骨上窝痛、腋下痛、胸胁处及下肢疼痛、足外侧发热等。足少阳胆经腧穴主治疾病如表6-17所示。

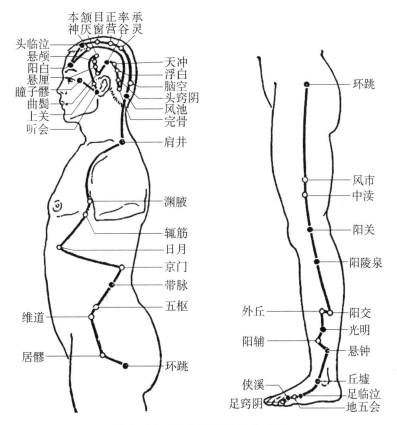

图 6 - 31　足少阳胆经腧穴总图

表 6 - 17　足少阳胆经腧穴及主治疾病

穴名	部　位	主治疾病
瞳子髎	目外眦旁 0.5 寸	头痛,目赤疼痛,目翳,青盲
听会	耳屏间切迹前,下颌髁状突后缘张口有孔	耳聋,耳鸣,齿痛口㖞,腮肿
上关	颧弓上缘,下关穴直上	头痛,耳聋耳鸣,口眼歪斜,齿痛,口噤,惊痫
颔厌	头维穴至曲鬓穴弧形连线上 1/4 交界处	偏头痛,耳鸣,目眩,齿痛,惊痫
悬颅	头维穴至曲鬓穴弧形连线中点	偏头痛,目外眦痛,齿痛
悬厘	头维穴至曲鬓穴弧形连线下 1/4 交界处	偏头痛,目外眦痛,耳鸣
曲鬓	耳前鬓发后缘直上,平角孙穴处	头痛连齿,颊颔肿,口噤,暴喑
率谷	耳尖直上入发际 1.5 寸	偏头痛,烦满,呕吐,小儿急慢惊风
天冲	耳根后缘直上入发际 2 寸	头痛,惊悸,癫疾,齿龈肿痛

穴名	部　位	主治疾病
浮白	耳根上缘向后入发际横量1寸	头痛耳鸣,耳聋,目痛,瘿气
头窍阴	浮白穴下,乳突根部	头痛,耳鸣,耳聋
完骨	乳突后下方凹陷中	头痛,颊肿,耳后痛,口喎,齿痛
本神	神庭穴旁开3寸	头痛目眩,颈项强痛,癫疾,小儿惊痫
阳白	目正视,瞳孔直上眉上1寸	头痛目昏,目痛,眼睑𥆧动
头临泣	阳白穴直上,入发际0.5寸	头痛,目翳多泪,鼻塞,小儿惊痫
目窗	头临泣穴后1寸	头痛,目赤,青盲,鼻塞,头面浮肿,惊痫
正营	目窗穴后1寸	偏头痛,目眩,齿痛,唇吻急强
承灵	正营穴后1.5寸	头痛,衄衊,鼻塞,目痛
脑空	风池穴直上1.5寸	头痛项强,目眩,心悸,鼻痛
风池	胸锁乳突肌与斜方肌间,平风府穴	头项强痛,目赤肿痛,衄衊,耳鸣,癫痫
肩井	大椎穴与肩峰连线中点	颈项强,肩背痛,臂不举,瘰疬,乳痈,难产,乳汁不下
渊腋	举臂,腋中线上,第4肋间障	胸满,腋肿,胁痛,臂痛不举
辄筋	渊腋穴前1寸,第4肋间隙	胸满,胁痛,气喘,呕吐,吞酸
日月	期门穴直下1肋	呕吐,吞酸,胁肋疼痛,呃逆,黄疸
京门	第12肋端	腹胀,肠鸣,泄泻,腰胁痛
带脉	章门穴直下,平脐处	月经不调,闭经,腹痛,赤白带下,疝气,腰胁痛
五枢	带脉穴前下3寸,平关元穴	小腹痛,疝气,赤白带下,便秘
维道	五枢穴前下0.5寸	小腹痛,带下,疝气,阴挺
居髎	髂前上棘与股骨大转子连线中点	腰腿痹痛,瘫痪,足痿,疝气
环跳	股骨大转子与骶管裂孔连线外1/3与内2/3交界处	风湿痹痛,下肢瘫痪,膝胯痛,膝胫痛
风市	大腿外侧中间,腘横纹水平线上7寸	腰腿疼痛,下肢痿痹,脚气
中渎	风市穴下2寸	腿膝疼痛,筋痹不仁,半身不遂
膝阳关	阳陵泉穴上3寸,股骨外上髁凹陷处	膝肿痛,腘筋挛急,小腿麻木
阳陵泉	腓骨小头前下方凹陷中	下肢痿痹,脚气,口苦,呕吐,胁痛
阳交	外丘穴后1寸	胸胁胀满,足胫痿痹,惊狂癫疾,喑不能言
外丘	外踝上7寸,腓骨前缘	胸胁支满,肤痛痿痹,癫疾吐沫

穴名	部　　位	主治疾病
光明	外踝上 5 寸,腓骨前缘	膝痛,下肢痿痹,目痛,夜盲,乳胀痛
阳辅	外踝上 4 寸,腓骨前缘	腋下肿,腰痛,膝部酸痛,脚气
悬钟	外踝上 3 寸,腓骨后缘	腹满不欲食,胁痛,足胫挛痛,痔疮,脚气
丘墟	外踝前下方,趾长伸肌腱外侧凹陷中	胸满胁痛,下肢痿痹,疟疾
足临泣	第 4、5 跖骨间,侠溪穴上 1.5 寸	目外眦痛,瘰疬,胁肋痛,月经不调,遗尿,足跗足趾肿痛
地五会	第 4、5 跖骨间,侠溪穴上 1 寸	内伤吐血,眼睛痒痛,耳鸣,乳肿,足跗肿痛
侠溪	足背第 4、5 趾间缝纹端	头眩颔痛,耳鸣耳聋,胸胁支满,乳痈肿溃,闭经
足窍阴	第 4 趾外侧趾甲旁 0.1 寸	头痛心烦,耳聋耳鸣,喉痹舌强,胁痛咳逆,月经不调

（12）足厥阴肝经。左右各 14 穴,起始于足大趾外侧端大敦穴,循足背沿内踝前上行,至内踝上 8 寸处交于足太阴脾经后,循下肢内侧中间,绕阴器进小腹,上行胁肋,止于乳下第 6 肋间隙的期门穴（详见图 6-32）。本经主治:腰痛、胸满呃逆、遗尿、癃闭、疝气、少腹痛胀等。足厥阴肝经腧穴主治疾病如表 6-18 所示。

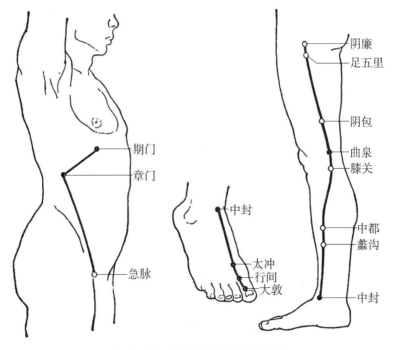

图 6-32　足厥阴肝经腧穴总图

表 6－18　足厥阴肝经腧穴及主治疾病

穴名	部　位	主治疾病
大敦	踇趾外侧趾甲旁 0.1 寸	疝气,遗尿,阴肿,闭经,崩漏,阴挺,癫痫
行间	足背第 1、2 趾间的缝纹端	胁痛腹满,头痛,目眩,雀目,口㖞,疝痛,月经不调,小便不利,癫痫
太冲	足背第 1、2 跖骨底之间凹陷中	遗尿,疝气,崩漏,惊痫,头痛,目昏,口㖞,胁痛
中封	内踝前 1 寸	疝痛,遗精,小便不利,脐腹痛
蠡沟	内踝上 5 寸,胫骨内侧面中央	小便不利,遗尿,月经不调,赤白带下,足胫痿痛
中都	内踝上 7 寸,胫骨内侧面中央	腹痛,泄泻,疝气,崩漏,恶露不尽
膝关	阴陵泉后 1 寸	咽喉痛,寒湿走注,历节风痛
曲泉	屈膝,膝内侧横纹头上凹陷处	阴挺,小腹痛,小便不利,遗精,阴痒,膝痛
阴包	股骨内上髁上 4 寸,缝匠肌后缘	腹痛,腰骶痛,遗尿,月经不调
足五里	曲骨穴旁开 2 寸直下 3 寸	小腹胀满,尿不利,倦怠嗜卧,颈疬
阴廉	曲骨穴旁开 2 寸直下 2 寸	月经不调,带下,小腹痛,腿股痛
急脉	耻骨联合下旁开 2.5 寸	少腹痛,疝气,阴挺
章门	第 11 肋端	腹胀肠鸣,胁痛,痞块,呕吐,泄泻
期门	乳头直下,第 6 肋间隙	胸满,腹胀呕逆,吐酸,胁下积聚

5. 奇经八脉。是十二经脉以外的经脉。它与十二经脉不同的是:既不属于脏腑,又无表里配合。其生理功能主要是对十二经脉的气血运行起到储蓄、调节作用。但它与其他经脉又互相连接,功能是互补的。奇经八脉的分布和交会经脉详见表 6－19。

表 6－19　奇经八脉分布和交会经脉简表

八脉	分布部位	交会经脉
督脉	后正中线	足太阳、任
任脉	前正中线	足阳明、督
冲脉	腹第 1 侧线	足少阴
带脉	起于季肋回身一周	足少阳
阳跷	下肢外侧、肩、头部	足太阳、足少阳、手太阳、手阳明、足阳明
阴跷	下肢内侧、眼	足少阴

续表

八脉	分布部位	交会经脉
阳维	下肢外侧、肩、头项	足太阳、足少阳、手太阳、手少阳、督
阴维	下肢内侧、腹第 3 侧线、颈	足少阴、足太阴、足厥阴、任

奇经八脉、腧穴的人体位置及主治疾病范围如下：

（1）任脉。共 24 穴，起始于前后阴器间的会阴穴，沿小腹直上，由大腹、胸部正中线上行，经颈部喉的正中，止于颏唇沟的承浆穴（详见 6－33）。主治：疝气、妇科带下病、腹中结块以及循经部位相应内脏的症状。其中部分腧穴有强壮作用。任脉腧穴主治病证如表 6－20 所列。

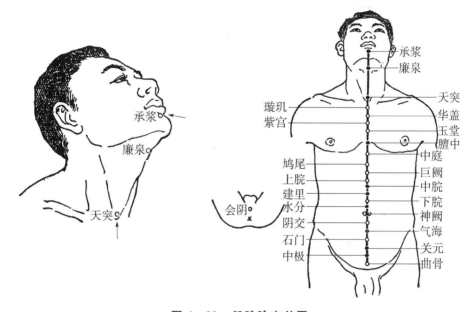

图 6－33 任脉腧穴总图

表 6－20 任脉经腧穴及主治疾病

穴名	部 位	主治疾病
会阴	生殖器与肛门之间中点	二便不利，痔疮，遗精，闭经，惊痫，溺水窒息
曲骨	耻骨联合上缘中点	小便淋沥不利，遗尿，遗精，早泄，阳痿，赤白带下，月经不调
中极	脐下 4 寸	遗尿，遗精，阳痿，疝气，尿闭，月经不调，崩漏，带下，阴挺，不孕，产后恶露不尽
关元	脐下 3 寸	遗尿，遗精，小便频数，疝气，月经不调，带下，不孕，产后恶露不尽，虚劳消瘦

穴名	部　　位	主治疾病
石门	脐下 2 寸	腹痛,水肿,疝气,小便不利,闭经,带下,崩漏,产后恶露不尽
气海	脐下 1.5 寸	小腹痛,遗尿,遗精,疝气,泻痢,月经不调,崩漏,阴挺,产后恶露不尽,不孕,中风脱证
阴交	脐下 1 寸	腹满水肿,疝气,闭经,崩漏,带下,阴痒,产后恶露不尽
神阙	脐中	腹痛,肠鸣,水肿,腹胀,泻痢,脱肛,中风脱证
水分	脐上 1 寸	腹痛,肠鸣,水肿,腹胀,小便不通,反胃吐食
下脘	脐上 2 寸	腹痛,肠鸣,饮食不化,呕吐反胃,脾胃虚弱
建里	脐上 3 寸	胃痛,呕吐,腹胀肠鸣,水肿,食欲不振
中脘	脐上 4 寸	胃痛,腹胀,肠鸣,呕吐,腹泻,痢疾,黄疸,脾胃虚弱
上脘	脐上 5 寸	胃痛,腹胀,反胃,呕吐,痫证
巨阙	脐上 6 寸	心胸痛,反胃,吞酸,噎膈,呕吐,癫狂,痫证,心悸
鸠尾	剑突下,脐上 7 寸	心胸痛,反胃,癫狂,痫证
中庭	胸剑联合中点	胸胁胀满,饮食不下,呕吐反胃,小儿吐乳
膻中	前正中线,平第 4 肋间隙	气喘,噎膈,胸痛,乳汁少
玉堂	前正中线,平第 3 肋间隙	胸痛,咳嗽,气喘,呕吐
紫宫	前正中线,平第 2 肋间隙	咳嗽,气喘,胸痛,喉痹,咽塞
华盖	前正中线,胸骨角的中点	咳嗽,气喘,胸胁满痛
璇玑	前正中线,胸骨柄中央	咳嗽,气喘,胸痛,喉痹,咽肿
天突	胸骨上窝正中	咳嗽,哮喘,咽干,喉痹,噎膈,暴喑,瘿瘤
廉泉	舌骨体上缘中点	舌下肿痛,舌缓流涎,中风舌强不语,暴喑,咽食困难
承浆	颏唇沟中点	口㖞,面肿,龈肿,齿痛,流涎,暴喑,癫狂

　　(2) 督脉。共 28 穴,起始于尾骶部的长强穴,沿脊背正中线上行至头顶正中,再向前行至鼻柱,经鼻尖至人中穴,入唇内止于上唇唇系带中点的龈交穴(详见图 6－34)。本经主治:脊柱强痛、角弓反张、神志病、热病,以及腰骶、背部、头颈等循行部位的相关疾患。督脉腧穴主治病证如表 6－21 所列。

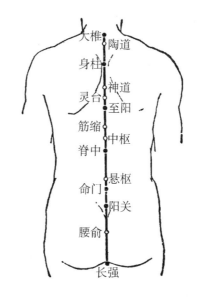

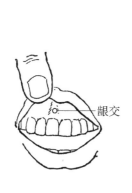

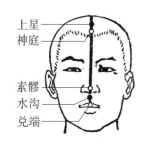
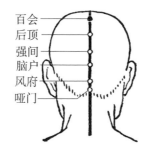
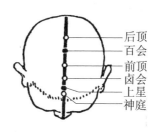

图 6-34 督脉腧穴总图

表 6-21 督脉经腧穴及主治疾病

穴名	部　位	主治疾病
长强	尾骨尖下 0.5 寸	泄泻,便血,痔疮,脱肛,便秘,腰脊痛
腰俞	骶管裂孔处	月经不调,腰脊强痛,痔疮,下肢痿痹
腰阳关	第 4 腰椎棘突下	月经不调,遗精,阳痿,腰骶痛,下肢痿痹
命门	第 2 腰椎棘突下	脊强,腰痛,阳痿,遗精,泄泻,带下
悬枢	第 1 腰椎棘突下	腰脊强痛,泄泻,脾胃虚弱
脊中	第 11 胸椎棘突下	腹泻,黄疸,痔疮,癫痫,小儿脱肛
中枢	第 10 胸椎棘突下	腹满,腰痛,脊强
筋缩	第 9 胸椎棘突下	癫痫,脊强,胃痛
至阳	第 7 胸椎棘突下	黄疸,咳喘,四肢重痛,脊强,心绞痛
灵台	第 6 胸椎棘突下	咳嗽,气喘,疗疮,背痛,项强

穴名	部　位	主治疾病
神道	第5胸椎棘突下	健忘,惊悸,脊背强痛,咳嗽
身柱	第3胸椎棘突下	咳嗽,气喘,癫痫,腰脊强痛
陶道	第1胸椎棘突下	头痛,脊强,热病,疟疾
大椎	第7颈椎棘突下	头项强痛,热病,癫痫,疟疾,骨蒸盗汗,咳喘
哑门	后发际正中直上0.5寸	癫痫,暴喑,中风舌强不语
风府	后发际正中直上1寸	头痛,项强,目眩,鼻衄,咽肿,中风不语,半身不遂,癫狂
脑户	风府穴直上1.5寸	颈项强痛,头晕,喑不能言,癫痫
强间	脑户穴直上1.5寸	头痛项强,目眩,癫痫
后顶	强间穴直上1.5寸	头痛眩晕,癫痫
百会	后发际直上7寸	头痛,目眩,鼻塞,耳鸣,中风失语,脱肛,阴挺,癫狂
前顶	百会穴前1.5寸	癫痫,头晕,目眩,头顶痛,鼻渊
囟会	前发际正中直上2寸	头痛,目痛,鼻渊,小儿惊痫
上星	前发际正中直上1寸	头痛,目痛,流涕,鼽衄,疟疾,热病,癫狂
神庭	前发际正中直上0.5寸	头痛,眩晕,不眠,惊悸,癫痫,鼻渊
素髎	鼻尖正中	鼻塞,多涕,鼻衄,鼻中息肉,鼻渊,昏迷
水沟	上唇人中沟近鼻处	中风昏迷,小儿惊风,牙关紧闭,口眼歪斜,腰脊强痛,癫痫
兑端	上唇近口端红唇与皮肤相接处	口歪唇动,齿龈肿痛,鼻中息肉,癫狂
龈交	上唇系带与齿龈相接处	齿龈肿痛,鼻渊,鼻中息肉,癫狂

（3）冲脉。起始于小腹内,下出于会阴部,向上行于脊柱之内,外行者,经气冲穴与足少阴肾经交会,沿着腹部两侧,上达咽喉,环绕口唇。主治:胸腹气逆而拘急。冲脉循行顺序详见图6-35。

（4）带脉。起始于季肋部的下面,斜向下行至带脉、五枢、维道穴,再横行绕身一周。主治:腹部胀满、腰部冷如坐水中等。带脉循行顺序详见图6-35。

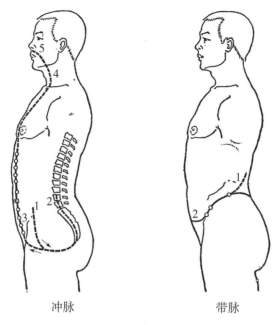

图 6 - 35　冲脉和带脉循行

　　（5）阴维脉。起始于小腿内侧，沿大腿内侧上行至腹部，与足太阴脾经相合，经过胸部，再与任脉相会于颈部。主治：心痛、忧郁症等。阴维脉循行顺序详见图 6 - 36。

　　（6）阳维脉。起始于足跟外中侧，向上经过外踝，沿足少阳胆经上行至髋关节处，经胁肋后侧，从腋后上肩部，至前额，再到项后合于督脉。主治：恶寒、发热、腰痛等。阳维脉循行顺序详见图 6 - 36。

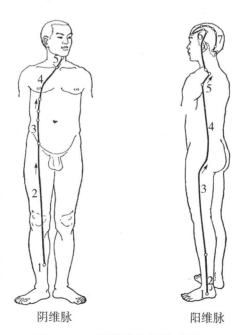

图 6 - 36　阴维脉和阳维脉循行

（7）阴跷脉。起始于足舟骨的后方，上行至内踝上，直上沿大腿内侧，经过阴部，向上沿胸部内侧进入锁骨上窝，上经人迎穴前，过颧部到目内眦，与足太阳经和阳跷脉相会合。主治：多寐、癃闭等。阴跷脉循行详见图6－37。

（8）阳跷脉。起始于足跟外侧，经外踝上行腓骨后缘，沿股部外侧和胁后，至肩，过颈部上夹口角，进入目内眦，与阴跷脉会合，再沿足太阳经上额，与足少阳经合于风池穴。主治：目痛、目内眦痛、不眠等。阳跷脉循行顺序详见图6－37。

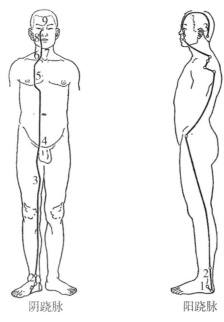

阴跷脉　　　　　　　　　阳跷脉

图6－37　阴跷脉和阳跷脉循行

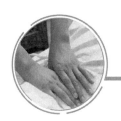

第七章
指腕肘关节按摩手法

一、指腕肘关节部位的医学名称

1. 手的方位　手掌侧(手掌面一侧)、手背侧(手背面一侧)、桡侧(与桡骨同侧)、尺侧(与尺骨同侧)、近端(与头相近的一端)、远端(离头部较远的一端)。

2. 手指的名称　自桡侧向尺侧排列分别是:拇指、食指、中指、无名指、小指。

3. 手骨的名称

(1) 手指骨:共 14 个,除拇指指骨是两节外,其余手指均有三节指骨。由近端向远端方向排列,依次是:第一节指骨(近节指骨)、第二节指骨(中节指骨)、第三节指骨(远节指骨)。

(2) 手掌骨:共 5 个,由掌骨底、掌骨体和掌骨小头构成。手掌骨自桡侧向尺侧排列,依次是:第一掌骨(拇指掌骨)、第二掌骨(食指掌骨)、第三掌骨(中指掌骨)、第四掌骨(无名指掌骨)、第五掌骨(小指掌骨)。

(3) 手关节:有指掌关节和指间关节两种。指掌关节是指掌骨与指骨相连接的关节。两指骨间关节是指骨之间相连接的关节,分别由它们所在的部位来定名。如:拇指指掌关节、食指远端指间关节等。

4. 腕骨与腕关节　腕骨共有 8 个,都属不规则骨。它们的排列是近端由桡侧至尺侧依次为:手舟骨、月骨、三角骨、豌豆骨。远端由桡侧至尺侧依次为:大头角骨、小头角骨、头状骨、钩骨。

腕关节,可细分为五组:

(1) 腕骨间关节:即 8 个腕骨相连接的关节。

(2) 腕掌关节:即远端腕骨与手掌骨连接的关节。

(3) 腕桡关节:即近端的腕骨与桡骨连接的关节。

(4) 腕尺关节:即近端腕骨与尺骨相连接的关节。

(5) 桡尺远端侧关节:即与桡尺骨远端连接的关节。

由于腕关节的构成非常复杂,它们又与周围的皮肤、筋膜韧带、关节囊、软骨、血管、神经等紧密相联,这里不多加赘述。

5.肘关节及相关上肢骨。肘关节是由上肢骨中肱骨与桡、尺骨相连接构成。肱骨远端与桡、尺骨近端共同组成肘关节。肘关节实际上由三个关节组合而成:

(1)肱尺关节:由肱骨滑囊与尺骨鹰嘴切迹及鹰嘴窝连接而成。

(2)肱桡关节:由肱骨小头与桡骨头凹连接而成。

(3)桡尺近侧关节:由桡骨头环状关节面与尺骨的桡骨切迹连接而成。

6.指腕肘关节周围的骨突,共有15处。

(1)远端指间关节突(见图7-1)。

(2)近端指间关节突(见图7-2)。

(3)掌指关节突(见图7-3)。

(4)拇腕关节突(见图7-4)。

(5)桡骨茎突(见图7-5)。

(6)豌豆骨突(见图7-6)。

(7)尺骨茎突(见图7-7)。

(8)掌腕关节突(掌根)(见图7-8)。

(9)腕背关节突(见图7-9)。

(10)尺骨鹰嘴突(见图7-10)。

(11)肱骨内上髁突(见图7-11)。

(12)肱骨外上髁突(见图7-12)。

(13)小指指掌关节突(见图7-13)。

(14)拇指指间关节突(见图7-14)。

(15)拇指指掌关节突(见图7-15)。

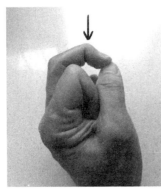 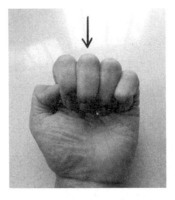 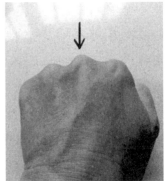

图7-1　　　　　　　　　图7-2　　　　　　　　　图7-3

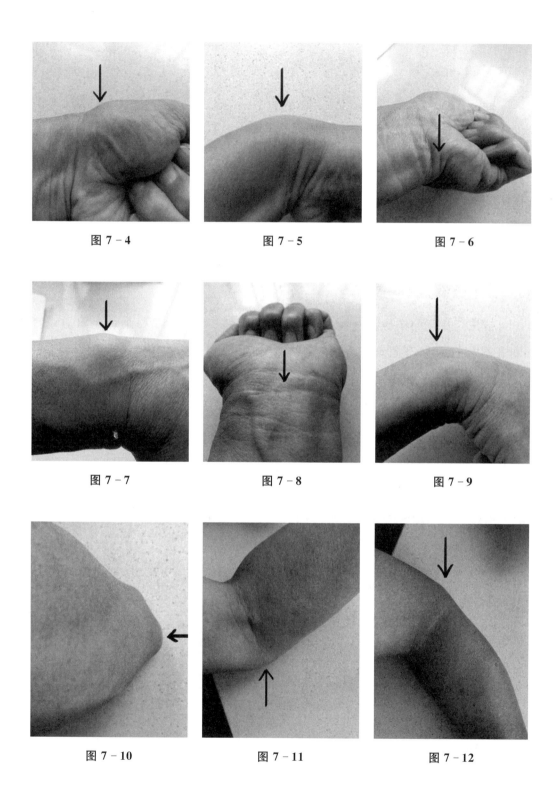

图 7 - 4　　　　　　　　图 7 - 5　　　　　　　　图 7 - 6

图 7 - 7　　　　　　　　图 7 - 8　　　　　　　　图 7 - 9

图 7 - 10　　　　　　　　图 7 - 11　　　　　　　　图 7 - 12

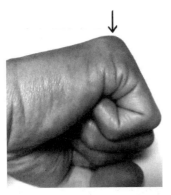
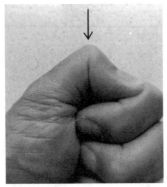
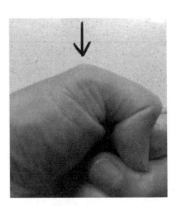

图 7-13　　　　　　　　　图 7-14　　　　　　　　　图 7-15

二、指腕肘关节按摩主要手法

1. 拨法　自皮面按压至一定深度后,与肌纤维、经络、神经、血管走向的垂直方向,做左右往返运动,带动起皮下组织的方法,亦可做单向拨动。

(1) 点拨:即定点在身体相关部位,先压后操作。可根据需要,选用单个或多个近端指间关节突,或者肘关节鹰嘴突操作,见图 7-16、图 7-17。

(2) 线拨:并指握拳,用单手或双手近端指间关节突并列横向拨动操作,见图 7-18。

操作注意点:掌握好受术者的忍受度,每处操作不超过 1 分钟。

拨法的作用:解痉止痛,松解粘连,疏通经络。

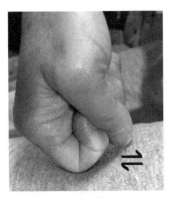
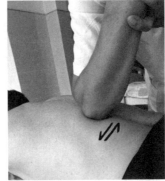
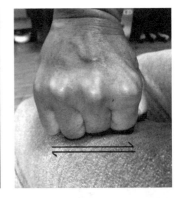

图 7-16　　　　　　　　　图 7-17　　　　　　　　　图 7-18

2. 按压法　在所需按摩部位,垂直向下缓缓用力,达到皮下一定深度后,再轻轻将手抬起,反复多次。操作时根据需要可选:

(1) 握拳按,即一手握拳,拳掌面向下,用掌腕关节面和五指远端指间关节突着力,见图 7-19。

　　（2）叠掌握拳按，即一手握拳，另一手自然伸开，掌面叠压在拳背上同时向下用力操作，见图 7-20。

　　（3）掌背按：手屈腕。掌背面向下用力，见图 7-21。

　　操作注意点：不可用猛力，每处不超过 30 秒。

　　按压法的作用：舒筋通络，开阻通痹。

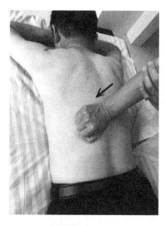
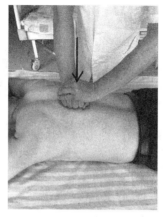
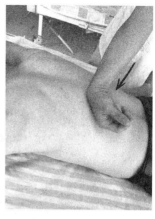

图 7-19　　　　　　　　　　图 7-20　　　　　　　　　　图 7-21

　　3. 推法　　在按摩部位稍作下压后，沿直线方向运动，达一定距离后，可将手抬近皮面，移动位置后，再重复同样动作，延续推进，或返回起始处，反复操作。操作时可根据需要选择：

　　（1）并指推：并指握拳，以二至五指的近端指间关节突为着力点操作，见图 7-22。

　　（2）掌根推：手指自然伸展，以腕关节掌面关节突着力操作，见图 7-23。

　　（3）肘尖推：屈肘 150°，以尺骨鹰嘴突着力操作，见图 7-24。

　　操作注意点：每次操作速度不宜过快，推的距离不要过长，每次推反复不超过 5 次。

　　推法的作用：疏通经络，行气消瘀，调和气血，健脾和胃。

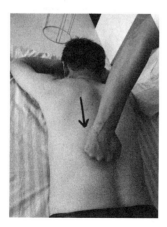
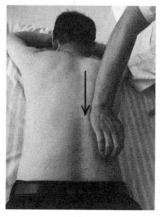
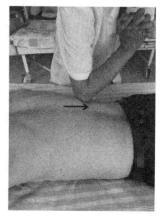

图 7-22　　　　　　　　　　图 7-23　　　　　　　　　　图 7-24

4. 揉法　将皮下软组织按压至一定深度后,做定点旋转,带动起皮下组织。根据操作需要可选择:

（1）握拳揉:一手握拳,拳掌向下,以拳心为圆点转动划圈,一处结束后再移位操作,见图7-25。

（2）叠掌握拳揉:在以上的手形上,叠加另一手手掌在拳上,叠加用力进行操作,见图7-26。

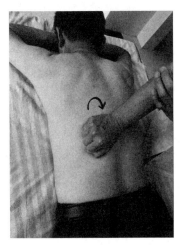 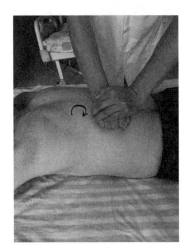

图7-25　　　　　　　　　　　　　　　　图7-26

（3）侧肘揉:将操作的一侧手臂屈肘110°,另一手握住操作的手腕部,用肘关节尺侧近尺腕关节突处着力进行操作,见图7-27。

（4）散揉:用小指掌指关节突,或者食指的近端指间关节突,在按摩面做支点揉,见图7-28。

（5）掌根揉:手掌自然伸出,掌心向下,用掌腕关节突着力,以掌根为圆点做划圈运动,见图7-29。

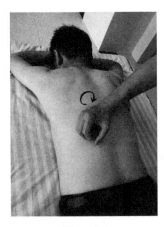 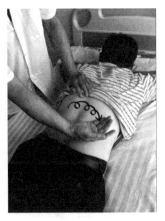 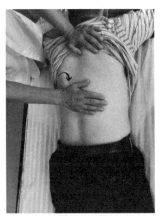

图7-27　　　　　　　　图7-28　　　　　　　　图7-29

操作注意点:旋转画圆的半径要适中,力度要均匀,速度不宜快。

揉法的作用:理气活血,温经散寒,宽胸理气,消食导滞,消胀止痛。

5.点法　在体表某处比较小的范围内(如穴位或疼痛点)垂直向下用力,达到皮下一定深度后,稍作停留,再将手轻轻抬起。根据操作需要,可选择:

(1)单指点:用一个指间关节突着力操作(如中指近端指间关节突),见图7-30。

(2)多指点:用一个以上指间关节突,同时着力操作(如中、食两指近端指间关节突),见图7-31。

(3)肘点:使用肘关节的鹰嘴突操作,见图7-32。

操作注意点:施法时,注意用力的掌控,不可用猛力。

点法的作用:调和阴阳,通经活络,开闭止痛。

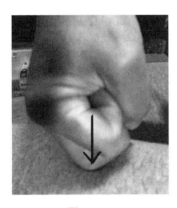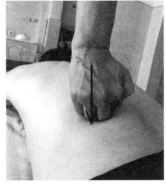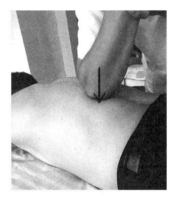

图7-30　　　　　　　　　　图7-31　　　　　　　　　　图7-32

6.振法　用手臂肌肉紧急收缩时所产生的颤动力,作用于受术者,起到按摩作用,根据需要可选择:

(1)点振:在施用点法的部位,至达到皮下一定深度后,随即加用振法,以增强力的渗透作用,见图7-33。

(2)掌根振:伸腕,用掌腕关节突,紧压下操作部位,施以振法即可,见图7-34。

(3)肘振:用肘关节鹰嘴突点压在操作部位施以振法,见图7-35。

操作注意点:施振法时必须达到渗透有力。

振法的作用:理气活血,解除粘连,除郁消积,调和肠胃。

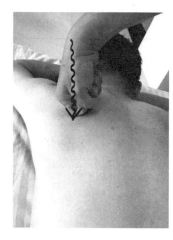 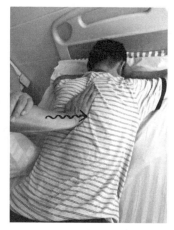 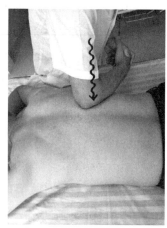

图 7 - 33   图 7 - 34   图 7 - 35

7. 摩法　在体表皮肤上,取点以适当长度为半径,旋转画圆,不带动皮下组织运动。可根据按摩的需要,选择:

(1) 用拇指掌指关节突的桡侧面或掌腕关节突施法,见图 7 - 36。

(2) 用小指的掌腕关节尺侧面施法,见图 7 - 37。

操作注意点:摩法多用于头面部、腹部,手法力度一定要轻柔。

摩法的作用:松弛皮肤,温经活络,调和气血,消积导滞。

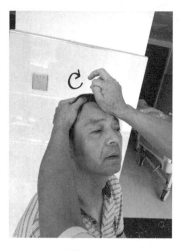   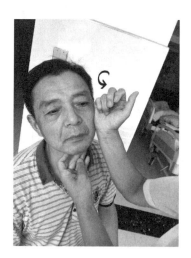

图 7 - 36   图 7 - 37

8. 搽法　用关节的屈伸、摆动来带动皮下组织运动的方法。可根据按摩的需求,分别选择:

(1) 侧拳搽:一手半握拳,以小指和无名指掌指关节突为着力点,辅以腕部尺侧豌豆骨骨突为支点,用前臂的力推动手腕,做腕掌往返翻动来操作,见图 7 - 38。

（2）拳背搌：一手半握拳，手背与前臂一线，垂直于体表，在前臂发力推动下，分别依次使二至五指间关节和指掌关节突，先后着力于人体，做往返屈伸运动，见图7-39。

操作注意点：指腕关节要保持灵活自如。

搌法的作用：行气化瘀，消肿散结，活血止痛。

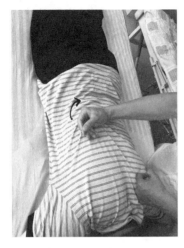 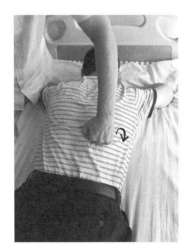

图 7 - 38   图 7 - 39

9. 钳法 食、中两指同时屈曲，用近端指间关节突，挟持、扭转软组织以达到按摩作用。一般多用于足部反射区，见图7-40。

操作注意点：用力要适中，不可用强力。

钳法的作用：活血通络，改善血运，促进感觉恢复。

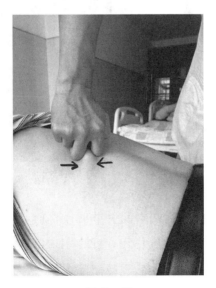

图 7 - 40

10. 顶法

(1) 用拇指指间关节突,拱顶患处,可做局部上下移动或小范围左右抵顶运动,见图 7 - 41(a)、图 7 - 41(b)。

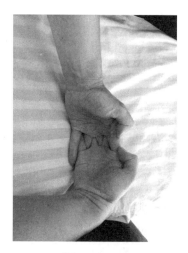

图 7 - 41(a)

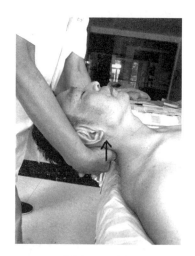

图 7 - 41(b)

(2) 也可并指握拳,以指掌关节突,抵拱腰椎两侧或臀部,见图 7 - 42(a)、图 7 - 42(b)。

操作注意点:施法时注意保持手形,选准着力点。

顶法的作用:矫正移位,使骨入缝、筋入槽。

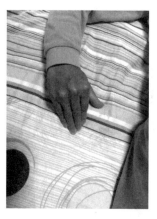

图 7 - 42(a)

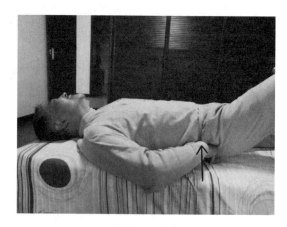

图 7 - 42(b)

11. 刮法　以拇指、食指的远端指间关节突或侧面,压在相应的体表部位,作横向推动,以产生出的挤推力而起到按摩作用,见图 7 - 43。

刮法的作用:温经散寒,解痉止痛,退热解闭。

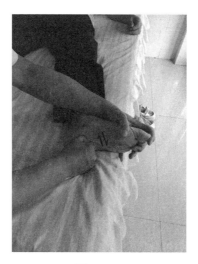

图 7 - 43

12. 扳法　在正常生理活动限度内,对肢体做被动屈伸,内收外展或旋转,使错位的关节、离位的肌筋得以复正。施法时,医者的两手分别固定在关节的远近两端或一定的部位,做方向相反或方向一致的推动。因手法类型较多,这里只选临床常用的一些作介绍。

操作注意点:施法时其力度切记不可过大。操作前要因人而异,设计好操作步骤,依计划行事。

扳法的作用:舒筋活络,滑利关节,整复错位。

(1) 侧向扳:即以人体的某肢体矢状轴线为标的,将偏离的位置向相反方向扳动,使之恢复到正常的解剖位置。

①颈椎侧扳法。患者端坐,医者站于身后,一手扶头部适当位置(若做右侧板,手即放在头顶偏左侧位;若左侧扳则相反),另一手掌则自然伸展,将拇、食两指的"虎口"放靠在颈侧需矫正的位置,两手同时向左右侧(方向相反)用力,见图 7 - 44。

注意事项:操作时速度要快,但一定要控制力度。

②肩关节侧扳法。患者端坐,将患肢一侧屈肘 90°,医者站在身后,一手握住患者手腕,另一手托住肘关节鹰嘴突,先小幅度将上臂做内收外展两次,然后适度同向用力将上肢内收,见图 7 - 45。

③腰椎侧身扳法。患者取侧卧位,下侧的下肢取伸直位,腰部放松,上侧的下肢尽量屈曲膝关节,自然担在下腿上。医者面对患者,一手掌扶在患者肩上,另一手掌扶在髂嵴上,并将前臂放在屈曲的膝关节上。用语言分散患者的注意力,这时突然发力,医者一手向内下方按压膝关节,另一手同时外推肩关节。这时常会听到关节处发出的弹响声,即复位成功,见图 7 - 46。

注意事项:操作一定要在患者不经意时进行,一般争取一次成功。

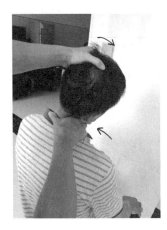
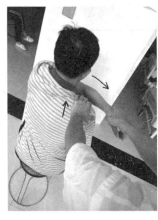
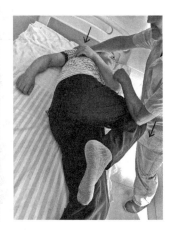

图 7 - 44　　　　　　　图 7 - 45　　　　　　　图 7 - 46

（2）顶压扳。即在固定住错位关节处，用膝肘关节突顶推，将其复位。该法多用于胸、腰部。

①胸椎顶压扳。患者端坐，双手十指交叉，上举托于脑后，令其操作过程中保持这种姿势，不要松开双手。医者站于身后，两手分别稳住患者的两肘关节，一腿屈膝抬起，用膝关节突轻轻地抵在患椎处，或压痛点上。令患者配合做深呼吸。呼气时俯身前屈，吸气时仰体后伸。医者顺势用力，将患者两肘向后扳。与此同时，膝关节突向前顶推，见图 7 - 47。

注意事项：协调好与患者之间的互动，以免带来意外。

②腰椎顶压扳。患者俯卧于床上，全身放松，下肢伸直。医者站于床的一侧，一手从腘窝上方抱起近侧的大腿，另一手的掌根扶压在腰椎的患处。两手同时用力，方向相反，扳压腰椎。亦可同时抱起双腿操作，见图 7 - 48。

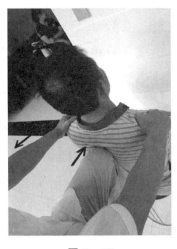
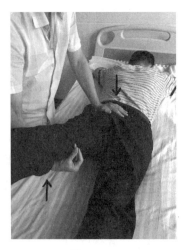

图 7 - 47　　　　　　　　　　　　　　　图 7 - 48

注意事项：要以掌根的下压力为主力点，但不可过猛。

（3）旋转扳法。多用于脊椎的复位。根据临床的需要，先固定好体位，设计好肢体旋转的方向和路线。在旋转过程中，根据不同的部位，利用生物力学支点的作用，四两拨千斤，将偏移的椎体复位。

①颈椎旋转扳。方法一：患者端坐，助手面对患者，站在健侧，用一手掌托住患者下颌部，另一手按扶脑后。医者站于患者患侧，用一手拇指的桡侧端，抵放在偏歪的棘突上，余四指轻放在颈后。另一手托稳助手的手背。医助协同，同时向上垂直用力拔伸颈椎，维持片刻，嘱助手保持力度。医者两手协同将患者头颈向外上方患侧方向旋转至30°。此时医者放在棘突上的拇指可感觉到产生的阻力，及时将棘突向健侧水平位扳推，若指下有移动感即复位成功。方法二：同法亦可由医者单人操作，见图7-49。

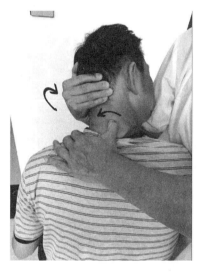

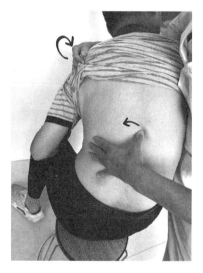

图 7-49　　　　　　　　　　　　　　　　　图 7-50

②胸椎旋转扳。患者端坐，医者站在身后偏患侧，用一手的拇指桡侧端抵压在偏歪的胸椎棘突上，另一手从患者身前搂住健侧的肩关节，令患者全身放松，上身略前倾。医者站稳足跟，一手握肩拉向患侧并做旋转，至极限时，用另一手的拇指将偏歪的棘突，水平地向前上、前下位方向做扳推，若手下有滑动感，即复位成功，见图7-50。

③腰椎旋转扳。所遵循的道理与颈椎、胸椎旋转扳相同，其具体方法为：患者端坐在凳上，双足等肩分开。助手面对患者，双手掌虎叉压在患者腹股沟处，稳住患者坐姿。医者站于患者身后偏患侧，一手的拇指桡侧端，放在偏歪的腰椎棘突旁，另一手穿越患者腋下，手掌压在患者的颈后。令患者身体前屈70°，臀、腿不能移位。然后向棘突偏歪的方向转体至极限位。这时医者顺势将患体向后内侧加力旋转，同时另一手拇指向相反方向水平或上、下方扳推。手下有滑动感或弹响声，即为复位成

功,见图 7-51。

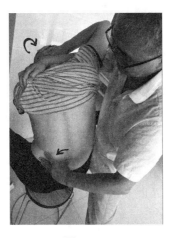

图 7-51

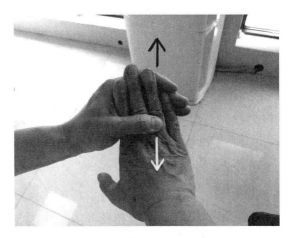

图 7-52

（4）过伸扳。在关节后伸或者外展受限时,采用巧力,将其扳伸,以恢复其正常生理功能。临床多用于腰、肩、手、腕关节的治疗。

①手、腕关节过伸扳。用手握住患手,将其向背伸方向反复试扳,以解除指腕关节伸屈受限以及关节痉挛状态,见图 7-52。

②肩关节过伸扳。患者端坐,医者站其患侧,面对患者,作马步半蹲之势,令来者伸直患臂。医者随时调整站姿的高度,让患肢担放在医者的肩上。医者双十指交叉,抱扶在患者肩关节上方。打消患者的紧张情绪。医者双手将患肩下压,同时用身体支撑将肩部上抬。先轻度试几次,待患者适应后,再逐渐加大动作的高度。另外还可:患者自然站立,医者站于身后,一手握住患侧的手腕,将患肢垂直上举过头,另一手掌扶在肩关节后,轻轻试向肩前推压,同时将上举之臂后拉,反复几次,见图 7-53、图 7-54。

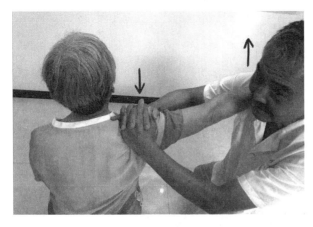

图 7-53

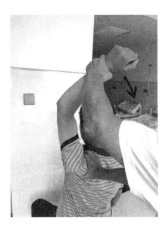

图 7-54

③腰部过伸扳。患者取俯卧位,全身自然放松。医者上床,背对患者,轻坐在患者腰部,坐骨抵压在患椎处,躬身双手十指交叉,从患者大腿下方膝关节的上方,将双腿同时抱起,医者身体后仰,至有阻力时,再将大腿放下,反复几次,见图7-55。

注意事项:凡是做以上任何后伸扳时,均不宜太过超出人体生理限度,以免造成人为的损伤。

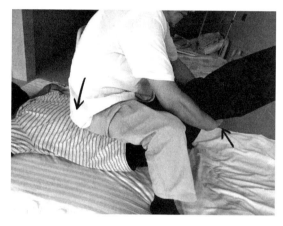

图 7-55

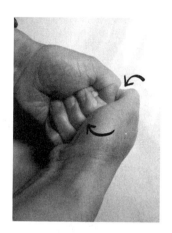

图 7-56

(5)过屈扳。在各关节屈曲受限时,采用巧力,将其过屈,以达到治疗的目的。

①指、腕关节过屈扳。患肢放松,指腕关节半屈位,医者一手掌拿住患手,用掌根依次按压指、腕关节,这时会产生"咯咯"的关节弹响声,见图7-56。

②腰骶关节过屈扳。患者仰卧于床,并腿屈膝90°,医者立于床的一侧,上手屈肘放在患者的膝上方,下手握住双踝。医者倾身缓缓用力,将双膝压向患者的腹部。待遇到阻力时,即刻加力强压一下。稍息,然后再向左、右两上方各压一次,见图7-57。

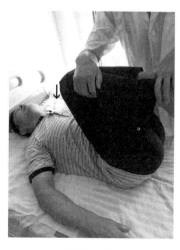

图 7-57

③膝关节过屈扳。患者取仰卧位,医者站患肢一侧,一手握住患肢的踝部,将其屈膝90°,另一手屈肘将前臂伸靠在患肢的腘窝处,两手协同用力,一手将踝部向臀部施压,另一手臂向腘窝上方顶抬,反复几次,见图7-58。

④踝关节过屈扳。患者取仰卧位,医者站在足端,一手握住患侧的踝关节,另一手从大足趾一侧抓牢足趾,并将手掌抵靠足前掌,先左右摇摆几次,然后再内收外展几次,接着用手掌着力将踝关节向足背侧屈扳,感觉手上有阻力时再加力上推一下,反复几次,见图7-59。

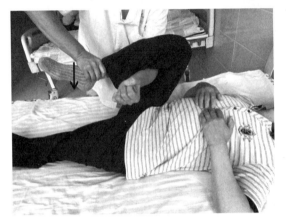

图7-58

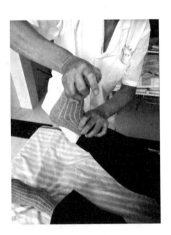

图7-59

(6)内收外展扳。在各关节遇到内收外展障碍时,采用该法,可改善肢体的活动功能,促进康复。

①髋关节内收扳。患者仰卧位,全身自然放松,医者站于患侧,一手握住患肢的踝部,将患肢屈膝90°,另一手掌按扶在膝关节上,将患肢向内、外方向试推,在手下有阻力感时,用手掌着力向内下侧试压几次。这时医者可用上身的压力俯压上去,以松解髋关节周围的韧带,增加骶髂关节的活动度,见图7-60。

②髋关节外展扳。患者取仰卧位,医者站于患侧,将患膝屈曲90°,外展位,并将踝关节担在健侧下肢膝上方,成二郎腿姿势。这时医者一手扶按在屈踝上,另一

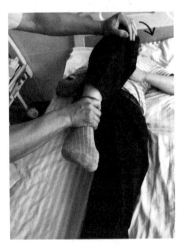

图7-60

手掌放在膝盖处,并反复试压膝关节。如果双髋均有问题,可取仰卧位令双足掌相合,双腿平放床面,医者双掌分按膝关节,反复试压几次亦可。主要是达到松解韧带、筋膜,滑利关节的作用,见图7-61、图7-62。

注意事项:内收外展时,不宜超越生理局限。

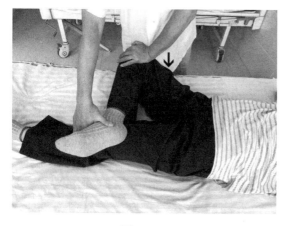

图 7 - 61

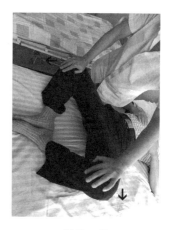

图 7 - 62

13. 整颈手法

(1)患者取俯卧位,颈肩部放松,医者站在床的一侧,单手并指握拳,用 2 至 5 指近端指间关节突,沿颈后正中线,及棘突旁两侧和肩上的肌群,自上而下地横拨,以松解颈肩部肌肉,见图 7 - 63。

(2)中、无名二指并拢握拳,以近端指间关节突沿颈的两侧分拨 3 遍,见图 7 - 64。

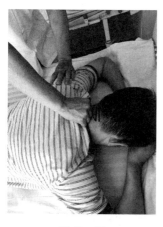

图 7 - 63

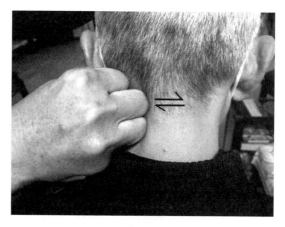

图 7 - 64

(3)纠正颈椎错位:施颈椎侧扳法或旋转复位(见前"颈旋转扳"一节)。

(4)患者改仰卧位,头部悬出床面。医者站在头顶侧,双手手指交叉,双拇指屈曲,指尖相对,紧靠在食指桡侧上,手掌向上。然后从患者颈后托住颈部,先使双拇指指间关节突,顶住第 6、7 颈椎棘突旁。嘱患者配合,做颈部屈伸动作。当颈前屈时,医者小指一侧抬高,至极限位时,手掌向上拉抬一下。当颈后伸时,医者拇指双突稍用力上顶一下。随着屈伸动作不间断进行,托手逐渐由下向上移动,直至枕骨处,反复做3遍,见图7-65(a)、图7-65(b)。

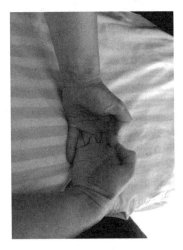 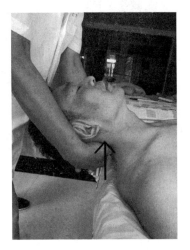

图7-65(a)　　　　　　　　　　　　　　　图7-65(b)

(5) 仍用以上的手形,将交叉的手指外拉一些,使拇指尖相距2 cm,重复以上的操作,再做3遍。

(6) 双手十指交叉,掌心向上,托在枕骨上,将头部缓缓地向左右扭动45°各3遍,见图7-66。

(7) 单手拿揉颈、肩部3遍,见图7-67。

(8) 双手侧掌叩颈、肩部3遍,见图7-68。

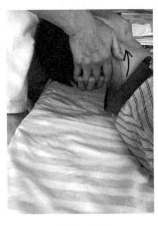 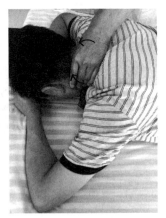 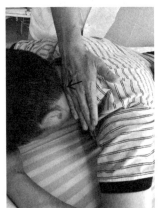

图7-66　　　　　　　　图7-67　　　　　　　　图7-68

14. 整背手法

(1) 患者取俯卧位,医者站在一侧。单手并指握拳用近端指间关节突,自大椎穴位置(第7颈椎棘突下)始,向下直至第12胸椎棘突下,逐椎横拨3遍,见图7-69。

（2）用同样的手法，再沿背部足太阳膀胱经走向（后正中线旁开 1.5、3.0 寸距离间），自上而下，至第 12 胸椎棘突旁止，横拨 3 遍。

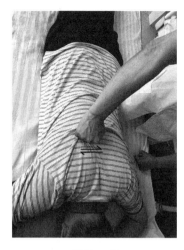

图 7－69

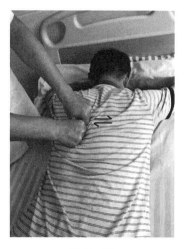

图 7－70

（3）并指握拳，用单手近端指间关节突，平行于后正中线，分别于左右两侧的华佗夹脊部位，自上而下横拨 3 遍，见图 7－70。

（4）纠正偏歪胸椎（见前"胸椎旋转扳"一节）。

（5）掌根按压督脉经 3 遍，见图 7－71。

（6）推背部：先用双拇指桡侧指腹沿脊柱两侧，自上而下直推 3 遍，再用五指分推背部 3 遍，见图 7－72、图 7－73。

（7）拳叩背部 3 遍，见图 7－74。

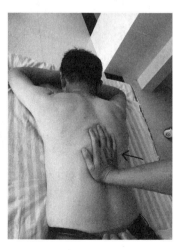

图 7－71

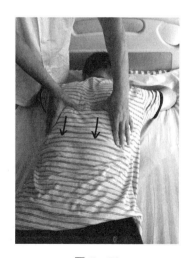

图 7－72

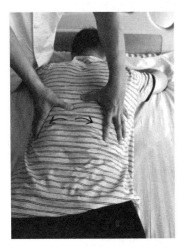

图 7 - 73

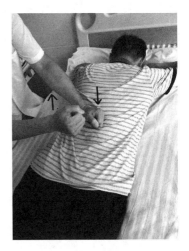

图 7 - 74

15. 整腰手法

(1) 患者取俯卧位,医者站于一侧,先用整背手法 1～3 步相同手法,将腰部肌筋充分松弛。

(2) 检查有无腰椎棘突偏歪,如有腰椎移位,可用定点旋转复位法复位(见前"腰椎旋转扳法"一节)。

(3) 腰部侧身扳(见前"腰椎侧身扳法"一节)。

(4) 患者自然站立,双手半握拳,屈肘 90°,医者与之背对背站立,双手臂分别从患者左右侧肘弯内穿越,并屈肘扣实。令患者全身放松,两肘拚牢。这时医者缓缓地将患者背起。先左右摇摆几次,再上下试颠几下。在劝解患者紧张情绪的过程中,将患者的背上位置作适当调整,用医者髂后上棘部位,贴靠在患椎处,然后逐渐加大腰部的屈伸幅度,反复 3～5 次。之后让患者在医者背上稍作休息,再轻轻地放下站稳,见图 7 - 75。

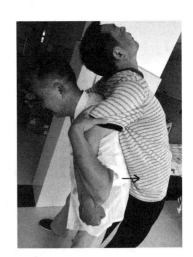

图 7 - 75

(5) 患者仰卧,双腿屈膝,医者立于一侧,屈肘压放在双膝上,另一手稳住双踝。用身体的重力,将双膝向腹部压近,反复 3 遍。然后,拿起一侧的屈膝,做髋关节顺逆时针旋转各 2 次,在将要结束、下肢在伸直过程中,即刻加速,利用较强的牵引力,使腰椎间隙得到拉伸。然后再换另一腿施法,见图 7 - 76、图 7 - 77。

(6) 患者取俯卧位,医者施拳扣法,在腰部做散叩,见图 7 - 78。

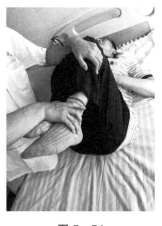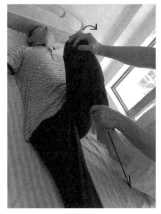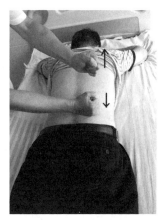

图 7 - 76　　　　　　　　图 7 - 77　　　　　　　　图 7 - 78

16. 整骨盆手法

（1）患者取俯卧位。医者站在患侧，单手并指握拳，用近端指间关节突，拨臀部肌肉群 3 遍，见图 7 - 79（a）。

（2）用相同手形，推臀部肌肉群 3 遍，见图 7 - 79（b）。

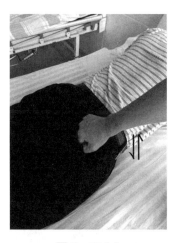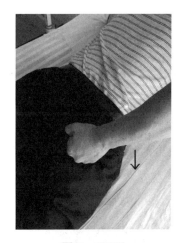

图 7 - 79（a）　　　　　　　　　　图 7 - 79（b）

（3）用肘关节鹰嘴突点拨八髎穴（骶髂关节处），见图 7 - 80。

（4）医者站于一侧，一手掌根按放在骶髂关节处，另一手抱起一条腿。同时反向用力，反复两次。再换另一侧施法（见前"腰后伸扳"一节）。

（5）骶髂关节内收外展扳（见前"髋关节内收外展扳"一节）。

（6）推挤骨盆：患者取仰卧位，将骨盆下倾一侧的下肢屈曲 60°，脚掌平放在床面上，医者面对患者，双手抱握在膝关节下侧，稳住膝关节，平行猛力向上促推几次，见图 7 - 81。

（7）过伸扳骶髂关节。患者取仰卧位，双膝屈曲，脚掌合拢，医者双手按在膝关节上，同时用适度的力下压3次，见图7-82。

（8）过屈扳腰骶关节。患者取仰卧位，医者站一侧，一手握住一侧踝关节，另一手放在膝盖骨上，将膝关节屈曲，先向对侧肩部方向推压3次，再向同侧肩部方向推压3次，然后换另一侧同法施行（见前"过屈扳"一节）。

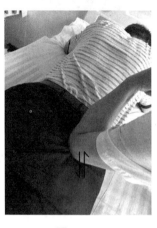 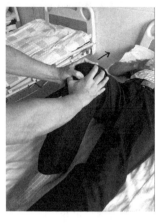 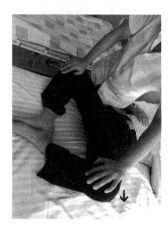

图7-80　　　　　　　　　图7-81　　　　　　　　　图7-82

三、其他相关按摩手法

1. 擦法　手掌自然伸直，紧贴人体表面，稍做下按，后做直线往返运动。操作时要保持一定的速度，使表皮发热微红。一般每分钟往返120次。亦可用手的其他部位，如大、小鱼际来操作，见图7-83。

擦法的作用：舒筋通络，行气活血，消肿止痛，健脾和胃。

2. 搓法　双手掌相对，夹住肢体某一部位，做方向相反的往返挤揉运动。每处往返3～5次后，可移动部位，见图7-84。

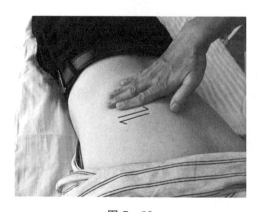 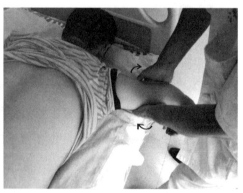

图7-83　　　　　　　　　　　　图7-84

搓法的作用:疏经活络,调和气血,祛风散寒,理筋解痉。

3. 捏法　用大拇指指腹和其他四指指腹相对,轻轻拿住体表的肌肉,相对用力,使机体产生一定的刺激,如酸痛,见图 7-85。

捏法的作用:调整阴阳,行气活血,健脾和胃。

4. 拿揉法　用一手的大拇指与其余四指相对,深捏住体表部位,将皮下组织抓住,并缓缓地提起,在上提过程中,手腕做一扭转动作,后逐渐将软组织松开,连续操作,见图 7-86。

拿揉法的作用:疏经通络,松解痉挛,平复肌筋,消除疲劳。

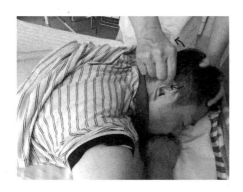

图 7-85

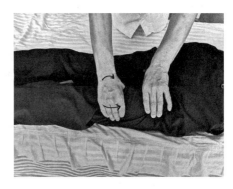

图 7-86

5. 一指禅手法　一手大拇指伸出,余四指自然弯曲,排靠着食指、食指末节桡侧紧靠在拇指指关节屈侧。用拇指指尖压在体表部位,利用腕的摆动,带动拇指间关节做连续的屈伸,由此产生的持续动力起到按摩作用,见图 7-87。

另还有一法:一手大拇指伸出,余四指并拢自然伸直。用拇指指端的桡侧面,按在体表部位,余四指做左右摆动,由此产生的力带动拇指指间关节做屈伸起到按摩作用。一般每次每处不超过半分钟,见图 7-88。

一指禅手法的作用:开窍醒神,祛风通络,调理脏腑。

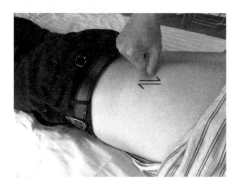

图 7-87

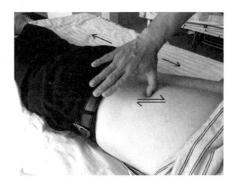

图 7-88

6. 抱揉法　双手掌相对,自然伸开,抱住肢体某部,适度用力,拿住肢体,做相反方向扭转,带动起皮下组织往返运动。每处操作不超过半分钟,见图7-89。

抱揉的作用:疏经通络,行气活血,解除粘连。

7. 搅法　手掌自然伸开,按压在相关部位,保持一定的力度,全手做左右来回的摆动,以摆动的惯力带动起皮下组织的运动,见图7-90。

搅法的作用:通经活血,通络散结,舒展筋肌。

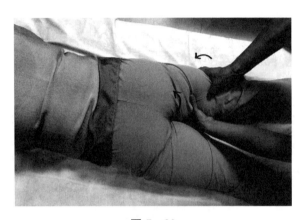

图7-89

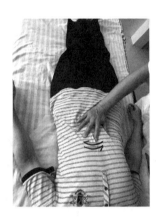

图7-90

8. 拍法　五指伸开,稍弯曲,然后五指并拢,用手腕关节的屈伸,带动手掌上下交替运动,打击体表部位,使其产生"啪啪"的空响声。这是掌法。也可用手的不同部位来拍打,如:手指的掌面、手的背面等,见图7-91、图7-92。

拍法的作用:舒筋散寒,行气活血,缓解痉挛,消除疲劳。

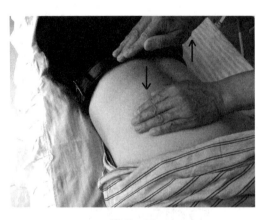

图7-91

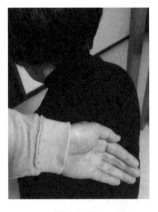

图7-92

9. 叩击法　握空拳,在腕关节屈伸的带动下,以空拳的拳掌面或拳尺侧面,对体表部位,做上下有节奏的击打运动,见图7-93、图7-94。

叩击法的作用:行气活血,促筋归位,通络止痛。

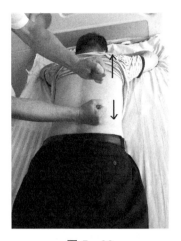
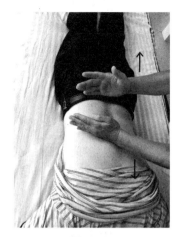

图 7－93　　　　　　　　　　　　　　图 7－94

10. 抖法　术者用双手握住被按摩者的肢体远端,做上下连续的抖动,使其产生的力波传递到肢体的关节或肌肉的深处,从而达到按摩的作用,见图 7－95。

抖法的作用:舒筋活血,通利关节,解除粘连。

11. 切法　用拇指或其他手指的指甲端压在体表的相关部位,由轻到重地下压,以受术者可以忍受为度。一般每处不超过 20 秒钟,见图 7－96。

切法的作用:疏风散邪,理筋活络,镇静醒神。

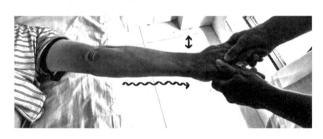
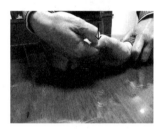

图 7－95　　　　　　　　　　　　　　图 7－96

12. 触拿法　一手五指自然伸开,轻放在按摩部位,然后五指指腹同时向掌心收缩用力,做抓捏动作。力度适中反复多次,见图 7－97。

触拿法作用:疏经通络,松解痉挛,醒脑提神。

13. 背法　施术者与受术者背对背站立,双方屈肘,互相穿拎双肘,施术者缓缓将受术者背起,双脚离开地面后,稍作停顿,然后小幅左右摇摆。接着施术者做腰部屈伸数次,以此带动受术者背腰的屈伸,频率自控。每次 2～3 分钟(详见前"整腰法"一节)。

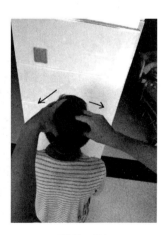

图 7－97

背法作用:舒肌理筋,活血通督,整脊归位。

14. 肢体运动法　让肢体关节做被动运动的一类手法。包括:屈伸法、拔伸法、摇法。

(1)屈伸法。在关节部位,握住肢体的远端,在生理活动的限度内做屈伸运动,见图 7-98。

屈伸法的作用:通经络,除痉挛,理筋骨,利关节。

(2)拔伸法。在关节部位,握住肢体的远端,缓缓地做平行牵拉,使关节和肌肉组织得到松弛,见图 7-99。

拔伸法的作用:理筋活络,舒解肌筋。

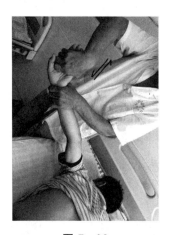　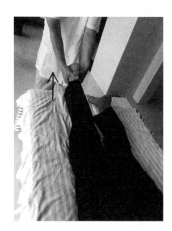

图 7-98　　　　　　　　　　　图 7-99

(3)摇法。在关节的部位,握住肢体的远端,以另一端为顶点,在生理活动的限度内,做旋转运动,一般活动范围较大,要关注受术者的忍受度,见图 7-100。

另有一种摇肩法:即受术者端坐,屈肘用手搭肩,医者站其身后,一手掌按扶患肩,另一手握患肘,以肩峰为支点,做旋转运动,先逆时针,再顺时针。每次不超过1分钟,见图 7-101。

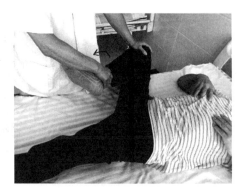　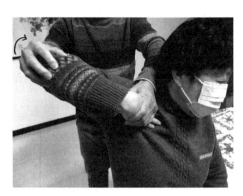

图 7-100　　　　　　　　　　　图 7-101

摇法的作用:滑利关节,解除粘连,增强功能。

四、按摩的补泻手法

"补虚泻实"是按摩治疗根据中医理论而制定的基本法则。补的手法可使人体正气得到增强,也可补充人体所需物质的不足。泻的手法,不仅可以对抗体内的病邪,排除代谢产物,还可以抑制机体组织的亢进反应。我们针对临床的不同表现,采用合理补泻手法,可消除对人体的不良刺激,使机体得到调整,达到平衡阴阳、调和气血、扶正祛邪的目的。

手法是补是泻,主要取决于以下几方面:

(1)是否依从经络循行的方向。一般地说,手法如果顺从经络运行方向进行操作,即为补;如果逆着经络运行方向操作即为泻。

(2)是否沿着血液的流向。从血液运行的方向上,向心性方向的操作手法即为补,而离心性方向的操作即是泻。

(3)看手法的刺激强度。相对而言,刺激强度小的手法,属于轻刺激手法为补;刺激强度大的手法,属于重刺激手法为泻。

(4)看手法操作频率的快慢。相对来讲,操作频率慢者属于补;而操作频率快者属于泻。

(5)依手法旋转的方向来定。顺时针旋转的手法为补;而逆时针旋转的手法则为泻。

(6)还有一种在临床上经常使用的叫平补平泻法,即将补和泻的两种手法交替操作,称为"平补平泻"手法。

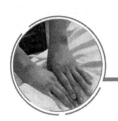

第八章
指腕肘关节按摩前的准备活动

1. 搓手　对掌搓：十指交叉，上下交替摩擦，反复多次，直至手发热；抱拳搓：一手半握拳，另一手掌放在手背上，旋转摩擦；握腕搓：一手握住另一手的手腕处，做半旋转摩擦，反复多次；拢膝合掌搓：坐姿，双膝并拢，双手合掌，插入两膝夹缝中，两手交替上下运动，以手面发热为度，见图8-1、图8-2、图8-3、图8-4。

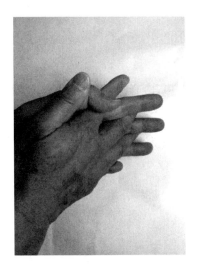

图 8-1

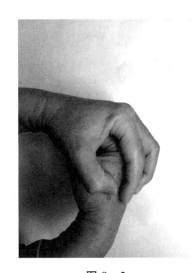

图 8-2

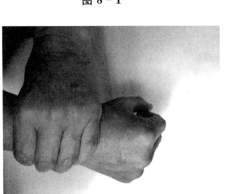

图 8-3

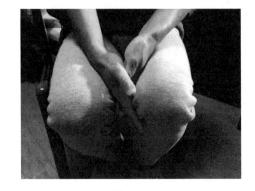

图 8-4

2. 叉指撑拉手关节　双手十指交叉,前伸于胸前,一手屈腕用力前撑,后回拉,同时另一手屈腕前撑,反复交替 5 次,然后转掌向外,重复撑腕动作,见图 8-5、图 8-6。

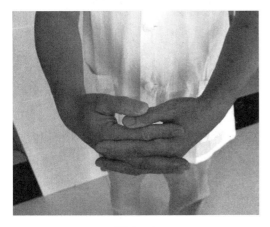
图 8-5

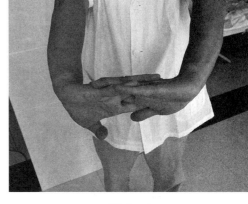
图 8-6

3. 叉指摇转腕关节　站立位,双手叉指旋转腕关节,先逆时针转 5 圈,再顺时针转 5 圈。然后反掌做同样动作,见图 8-7、图 8-8。

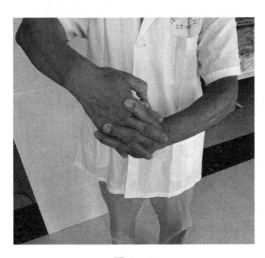
图 8-7

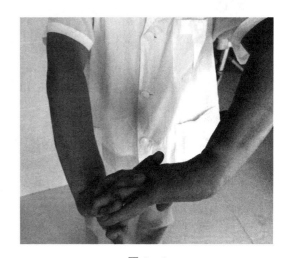
图 8-8

4. 叉指举臂旋　站立位,双手叉指前伸做抱圆状,以最大的幅度在胸前划圈,先逆时针 5 圈,再顺时针 5 圈。然后反掌双臂上举过头,做腕关节旋转,正反转各 5 圈,见图 8-9、图 8-10。

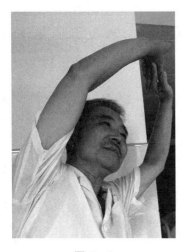

图 8 - 9

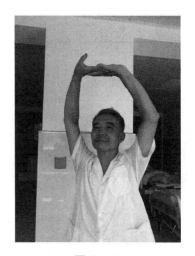

图 8 - 10

5. 扩胸展臂　正立位,半握拳,屈肘平置于胸前,先将双肘平行同时向后拉展5次,然后一手自然下垂置于一侧,另一手上举过头,同时后展3次,交换左右手臂位置做同样动作3次,见图8-11、图8-12。

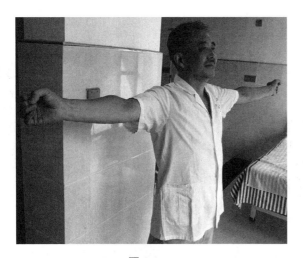

图 8 - 11

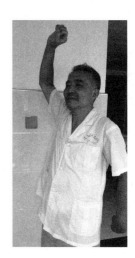

图 8 - 12

6. 叉手捣肘　正立位,双手十指交叉自胸前,向左侧做旋转,带动上身旋转,脚下固定不动,待旋转受限时,用力向身后捣肘。然后转向右侧。反复3遍,见图8-13。

7. 单手撑墙　距墙面0.2米处,面壁而立,一手自然侧放于身边,另一手掌平扶于墙面,手腕、肘放松,缓慢地用手掌推墙,将倾斜的身体推离墙面,直至手臂伸直。然后再用身体的重量,将手臂压屈至墙面。如此反复做手臂屈伸5次。再换另一侧做同样的动作,见图8-14。

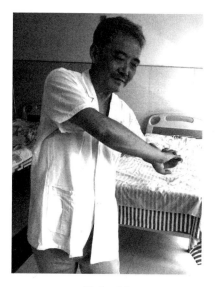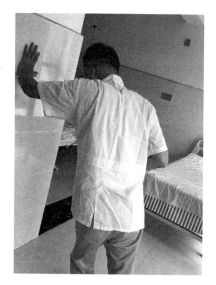

图 8 - 13   图 8 - 14

8. 叉腰扭肩　站位,双手叉腰,将一侧肩前送,另一侧肩同时后拉,交替进行。反复 3 次。再将双肩旋转活动,顺逆方向相反,速度节奏一致,各转 5 圈,见图 8 - 15。

9. 旋腰转臀　直立位,全身放松,双手叉腰,以人体矢状轴某点为圆点(腰部),作旋转,先从小半径起转,再逐渐扩大半径,顺逆时针各转 5 圈,见图 8 - 16。

10. 蹲立下肢　先直立位,全身放松。双手稍前伸,缓缓下蹲,当臀部得到支撑时,稍停,再缓缓起身站立。如此反复做 10 次,见图 8 - 17。

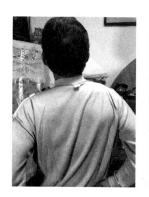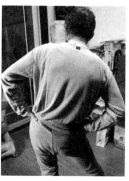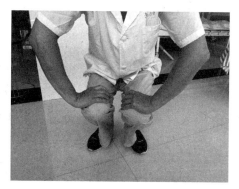

图 8 - 15   图 8 - 16   图 8 - 17

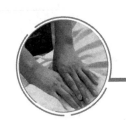

第九章
常见病的手法治疗

一、内科疾病的治疗

1. 失眠　指睡眠不实、梦多或难以入睡、睡觉时间较短一类的症状。病情较轻的,可见难以入睡,睡后易醒;病重者则彻夜难眠。因大脑长时间得不到休息,多伴有眩晕、头昏、心悸、健忘等症状。现代医学认为:这属于神经官能症范畴。另外也有些是脑动脉硬化、贫血或更年期内分泌紊乱而导致。

[临床表现]头痛,多梦易醒;入睡时间短。倦怠乏力,注意力不集中,记忆下降。焦虑忧郁,手足不温等症状。

[中医辨证]多属脏腑功能失调,有心脾两虚、阴虚火旺、肝郁血虚、心肾不交、心胆气虚、痰热内扰和脾胃不和等多种证候。

[治疗原则]对应不同证候,采用不同原则。如:补养心脾、疏肝养血、交通心肾、疏胆利气、清火化痰、宁心安神等。

[病例介绍]黄×,男,36岁,企业负责人,2000年3月21日就诊。半年前因工作操劳过度,突发胃出血,经住院治疗2月痊愈。出院后,常感乏力、头昏、心悸,且失眠严重。午夜前常久久不能入睡。每天睡眠时间不足2小时。半年来虽经镇静安神、调节神经等方法的治疗,见效不大。因怕长期用药带来大的副作用,特来寻求外治方法。时见:面色不华,精神不振,面带苦色,形体消瘦。查体:心、肺、心率、血压、体温均未见异常。舌红少苔,脉细数、软。

[中医诊断]不寐。治则:滋阴养血,健脾安神,交通心肾。

[手法治疗]①并指握拳,用近端指间关节突拨背部督脉经、足太阳膀胱经各3遍。②并指握拳,按揉任脉经3遍。③拿揉颈、肩各3遍。④拇指指间关节突点揉印堂、上星、百会、太阳穴,每穴半分钟。⑤食指近端指间关节突,点按通里、神门、太溪、大钟、少府、然谷、心俞、脾俞穴,平补平泻,每穴半分钟。⑥五指触拿头面3分钟。

[**疗效观察**] 每天按摩 1 次,经 2 个疗程(30 天)治疗后,已能自行安然入睡,连续睡眠时间可达 5 小时之上。

2. 偏头痛　是一种血管舒张、收缩功能障碍所引起的头痛。每在发作时可出现一过性脑贫血症状,出现视幻觉、偏盲等短暂视觉障碍,继而血管扩张增加了血管壁的通透性,出现头部一侧搏动性剧痛。

[**临床表现**] 发作时面色苍白,一侧头痛剧烈。伴有恶心呕吐、畏光流涎、肢体发凉,还可因神经激肽类物质的释放,病侧鼻黏膜及眼球黏膜充血。头痛一般可持续达 2 小时。但若不发作,如若常人。

[**中医辨证**] 有虚实之分。实证多见:风邪外袭、邪阻少阳。虚证多见:气血不足、头窍失充。

[**治疗原则**] 理血祛风,清胆和胃,安神止痛。

[**病例介绍**] 刘××,女,38 岁,银行职员,1998 年 6 月 4 日就诊。右侧偏头痛 5 天,痛及右眼眶,右眼不能睁。头昏不能自主,怕风怕光,不时作呕,难以坚持岗位工作,曾在某医院检查脑 CT,排除了脑部器质性病变。诊为"头痛待查"。时下,右侧头痛,怕风怕声。不思饮食,夜不能寐。口苦咽干,舌红苔薄黄,脉细弦。

[**中医诊断**] 偏头痛,邪阻少阳。治则:祛风止痛,通经宁神。

[**手法治疗**] ①拇指指间关节突点揉太阳、风池、百会、翳风、列缺穴,每穴 1 分钟,平补平泻。②再点按患侧的攒竹、丝竹空、头维、天牖穴。③拇指指甲切压无名指甲根,每处 3 分钟,先患侧后健侧。④触拿头部 5 分钟。

[**疗效观察**] 一次治疗后,头痛减轻,经 1 周治疗偏头痛平息,睡眠也好转。

3. 高血压　临床一般以桡动脉血压升高来判定血压的高低。凡舒张压恒定在 90 mmHg、收缩压在 140 mmIIg 以上的临床症状,可视为高血压。它可由原发性高血压病而引起,即因高级神经中枢活动障碍,造成血管舒缩机能失调;或者机体衰老,全身血管硬化而引发者。也有因家族遗传因素而带来者。还可由其他疾病继发造成,如:肾病、颅内疾病、妊娠期等。这里我们只针对原发性缓进型高血压的治疗,作一探讨。

[**临床表现**] 头昏、头晕或头痛、耳鸣、胸闷、面红目花、心悸、失眠、情绪不稳,头重脚轻,严重时站立不稳、易跌仆,尿黄便秘。

[**中医辨证**] 该病属于本虚标实,可分为:肝胆火旺、痰浊壅盛、血虚肝郁、阴虚阳亢、心脾两虚、阴阳失调等证候。

[**治疗原则**] 滋阴潜阳,平肝清胆,熄风止痛,健脾化痰,补益心脾。

[**病例介绍**]许××,男,42岁,教师,1997年4月7日就诊。主诉:有高血压病史3年多,经常头昏、头晕、头痛。服药多年,血压一直不稳定,时高时低。时有视物不清、耳鸣、夜寐不实、梦多。白天精神不振,易倦懒动,尿黄、便秘,自觉内火大,口干、舌红,苔黄腻,脉细弦。体检:测血压170/120 mmHg。

[**中医诊断**]头痛,阴虚阳亢,风痰上扰。治则:滋阴潜阳,健脾燥湿,熄风止痛。

[**手法治疗**]①握拳轻揉腹部3遍。②双掌轻拿腹直肌3遍。③握拳搓背部足太阳膀胱经2遍。④拿揉下肢2遍。⑤拇、食二指拿风池、人迎穴3分钟。⑥搓捏耳后降压沟3分钟。⑦用拇指指腹沿耳垂下沿翳风穴,自上而下做推法,经胸锁乳突肌至缺盆穴,5遍。⑧用拇指指间关节突点揉调压点(左手太渊穴直上5寸处)用泻法3分钟。⑨触拿头两侧颞部3分钟。

[**疗效观察**]一次治疗后,头昏头痛即见减轻,1个疗程(15次)后,血压已降至150/100 mmHg;2个疗程血压平稳在140/85 mmHg。

4. 眩晕　一时性视物迷糊,头晕不能自主,耳鸣,自觉天旋地转,站立不稳,甚至跌倒。不时作呕,轻者瞬间即逝,重者频繁发作。病程延绵,日久不能自愈。本症可由多种疾病引起,如:高血压病,脑贫血,颈椎病,内耳迷路发炎,水肿等。

[**临床表现**]头晕目眩,旋转不定,如坐舟车,伴有心悸、出汗、恶心呕吐。头部不能转动、体弱无力,大便不调。舌质淡,苔腻,脉沉细。

[**中医辨证**]"无虚不作眩,无痰不作眩,诸风掉眩皆属于肝",病因多属于"风、火、痰、瘀、虚几种,病候分属于肝阳(火)上亢、痰浊上阻,瘀血阻络、气血亏虚、肾精不足等。

[**治疗原则**]平肝潜阳,清火熄风,燥湿祛痰,行气活血,健脾和胃,益气补血,滋补肾精。

[**病例介绍**]

(1)王××,女,39岁,农民,1999年3月10日就诊。头晕目眩,恶心呕吐,不能站立,已有2天。旧有内耳眩晕症两年,平均每年发作十余次。每次发作5天左右,需经治疗方可平息。该次发作,突感头晕耳鸣,天地翻转,无法站立。卧床头也不能转动,动则作呕,吐清涎。自觉神疲乏力,不思饮食,像摘心一样难受。查体:心率稍快,83次/分,血压110/68 mmHg,舌质淡胖,舌边有齿痕,苔白腻,脉沉弦。诊为:内耳眩晕症。

[**中医诊断**]眩晕,中气不足,脾阳失升,痰浊上阻。治则:健脾益气、祛痰止晕。

[**手法治疗**]①拿揉颈、肩部各3遍。②拇指指甲切压食、小指指甲根,每处1分

钟。③拇指指间关节突点揉印堂、上星、太阳、风池、风府穴;点按率谷、乳突后、耳轮前,每处1分钟。④中指近端指间关节突点振内关、足三里、气海、关元穴,每穴1分钟。用补法。⑤触拿头部3分钟。

[疗效观察]一次治疗,头晕有所缓解,以后每天治疗1次,1周后眩晕止,身体逐渐恢复正常。

(2)朱××,女,53岁,教师,2001年9月16日就诊。自上午起,头晕不能自主,颈部活动受限,动则作呕,心烦意乱,一天之中曾因头动眩晕,欲摔倒2次。自诉曾有颈椎病多年,经治疗有所好转。但近因工作超时,熬夜劳累,病情复发。时见:面部烘热发红,头晕目胀,神疲乏力,心烦不宁。查:血压145/95 mmHg,心率90次/分,体温、呼吸无异常,颈椎X线、CT检查显示"C3-7骨质增生,椎管变窄,颈生理弧度变直";脑血流图显示"脑基底动脉变窄,血供不足"。舌质红暗,苔薄黄,脉细涩。诊为:颈椎综合征(椎动脉型),见图9-1、图9-2。

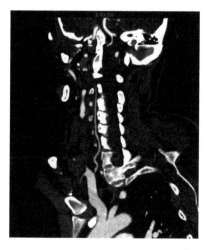

图9-1

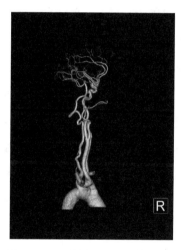

图9-2

[中医诊断]眩晕。肝肾亏虚,阴虚阳亢,椎脉痹阻。治则:柔肝补肾,滋阴潜阳,活血通脉。

[手法治疗]①整颈手法(取"指腕肘关节按摩手法,整颈手法"一节中1~7步)。②大拇指指甲切压中、小指甲根,每处1分钟。③食、中指近端指间关节突点揉:头部风池、大椎、肩俞、肩外俞、率谷、乳突后、耳轮前;手部合谷、商阳、三间、阳溪;足部太溪、太冲、三阴交等穴,每穴20秒,用平补平泻法。④触拿头部3分钟。

[疗效观察]经过5次治疗,眩晕减少,头部感觉清晰,神情舒适。10次治疗后,症状消失,恢复正常。后又巩固治疗5次。

5. 心律失常　指因心律起源部位或心脏搏动频率与节律在传导过程中出现异常的变化。如心跳速度过快，每分钟超过 100 次，或心跳速度过慢，每分钟低于 50 次。或者心跳的节律紊乱，或快或慢，甚至出现心跳有停顿的现象，这些症状大部分与心脏疾病有关。如：冠心病、心肌炎、风心病、心神经官能症等。也有因神经衰弱功能失常，劳累后体质下降，或因服某些药物之后带来的症状。

[临床表现]面色不华、精神不振、心悸气短、胸闷心烦、失眠多梦、怕吵喜静、食欲不振、易倦乏力、唇甲色淡。舌淡或紫暗，脉沉细，或数或缓，或见结代。

[中医辨证]心脾两虚、气阴不足或心阳虚衰、气虚血瘀。

[治疗原则]补益心脾，益气养阴，温阳复脉，益气化瘀，安神定悸。

[病例介绍]徐××，女，36 岁，营业员，1992 年 3 月 15 日就诊。主诉：1 个月前因遭雨感冒，诱发病毒性心肌炎，经住院治疗，病情好转。但一直感觉周身乏力，动则心慌气短，怕声易汗，无法正常上班。时见：面色苍白，精神不振，语言声沉，动作迟缓。舌质淡，苔白，脉结代。查：心率 112 次/分，时见早搏，血压：100/65 mmHg，心电图显示"电轴（FP）-70°，P 波倒置，QRS 波群中偶见逆行 P 波"，提示"阵发性室上心动过速"。

[中医诊断]心悸，气阴两虚，血不养心。治则：益气养阴，活血安神。

[手法治疗]①双手并指握拳，用近端指间关节突拨背部华佗夹脊段及足太阳膀胱经各 3 遍。②拇指指甲切压双手中、小指甲根，每处 1 分钟。先左侧后右侧。③中指近端指间关节突点按内关、神门、人迎、膻中穴用平补平泻法，每穴 1 分钟。④足底压刮心脏、肾、膀胱、肾上腺、淋巴腺反射区，每处 2 分钟。⑤拇指指间关节点揉左前臂调压点（太渊直上 5 寸），用补法，3 分钟。

[疗效观察]一次治疗，觉心中平稳，神志安定。5 次治疗后阵发性心悸次数明显减少。经 10 次治疗后，心率 75 次/分，律齐。后又作巩固治疗 1 个疗程，诸症消失。

6. 冠心病　由于心脏冠状动脉粥样硬化，或血管痉挛病变，致使冠状动脉狭窄或阻塞，而引起的心肌缺血、缺氧甚至坏死的心脏病。该病多伴有高脂血症、高血压病，或见长期吸烟者，或有遗传病史。冠心病的临床分类有：无症状型、心脏骤停型、心绞痛型、心肌梗死型、心衰心律失常型等。这里手法治疗的适应证，不适用前两型。

[临床表现]阵发性前胸压榨性、闷胀性甚至是窒息性疼痛。痛位多居于胸骨后，可放射至心前区，或左上肢的肩背部。常突发于劳累或情绪激动时，可持续一分钟或数分钟不等。本病早期发生心绞痛多为一过性，故心电图检查不易捕捉到信息，容易造成误诊，这是值得注意的地方。可 24 小时跟踪进行心电检查，方可不漏诊。

[**中医辨证**]该病属真心痛。本虚标实是总病机。心脾肝肾亏虚、气血阴阳不足是本。阴寒凝滞、痰浊瘀血痹阻、心脉涩滞为标。病情发作时,应重在治标,病情缓解时重于治本。

[**治疗原则**]治标多以通阳宣痹、活血化瘀、理气豁痰为主。治本时多采用温阳补气、益气养阴、调补心肾为主。

[**病例介绍**]余××,男,51 岁,干部,1998 年 11 月 3 日就诊。主诉:心慌,胸前区阵发性胀痛,有放射至左后背现象。近来多次发作,每次 2 分钟左右,发作时胸闷、透不过气来,心烦不自主。多因及时服用速效救心丸之类药物,才能缓解。时见:精神不振、行走缓慢、语言低弱、面色苍白、肢冷畏寒、心律不稳。心率 52 次/分,血压 108/65 mmHg。舌淡暗,有紫气,苔薄白,脉沉涩。

[**中医诊断**]真心痛、心悸,气血不足,气滞血瘀,心阳痹阻。治则:益气养心,温阳通痹,活血化瘀,宁心安神。

[**手法治疗**]①双手并指握拳,用近端指间关节突,沿华佗夹脊部位横拨 3 遍。②点压至阳穴:取 1 元硬币用纱布包裹,立压 T7 棘突下,反复按压 2 分钟。③双手拿肩井穴各 2 分钟。④分推胸腹部 3 遍。⑤中指近端指间关节突点揉前臂掌侧面,腕横纹直上 4 寸处,3 分钟,用补法。⑥中指近端指间关节突点振:内关、神门、郄门、中府、曲池、少海、膻中、心俞、膈俞穴,各半分钟,用补法。

[**疗效观察**]一次治疗,心绞痛缓解;后每天治疗一次,5 天后,心绞痛未再发作。为巩固疗效,又坚持治疗 1 个疗程。

7. 脑梗死　原多有基础性疾病,如:高血压、脑动脉粥样硬化、颅内动脉壁斑块、血液黏稠度高等,易引起脑血液流动变慢;或者长期血压偏低、脑供血不足;或其他原因引起的血栓阻塞,均可形成脑梗死,尤以大脑中动脉血栓形成堵塞最为常见。

[**临床表现**]可见头痛、眩晕、口眼歪斜、语言不清、半身不遂、偏瘫、神志淡漠、肢痛无力,舌红苔腻、脉弦涩。

[**中医辨证**]证分虚实。实证多为肝阳上亢、肝风上扰、痰热蒙窍、瘀血阻络;虚证多为肝肾阴虚、气虚血瘀。

[**治疗原则**]泻实补虚,养阴熄风,平肝潜阳,健脾化痰,益气活血,化瘀通脉。

[**病例介绍**]吴××,男,61 岁,2012 年 5 月 28 日初诊。2 周前自觉头昏头晕,乏力畏寒。以为感染外邪。经休息两天稍有好转,1 周前晨起突然头晕加剧,站立不稳,失足跌倒,神志不清,左肢麻木无力,活动受限。语言不清,口角流涎,经家人及时送当

地医院。经 CT 检查："脑桥右侧急性梗死,多处腔隙性脑栓塞,伴部分软化灶,头颅动脉硬化、管腔狭窄",见图 9-3、图 9-4。

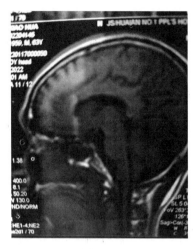

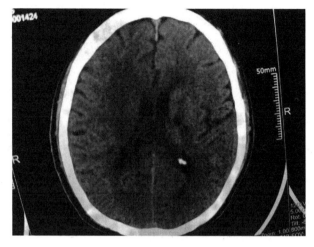

图 9-3　　　　　　　　　　　　　　　　图 9-4

时查:体温 37.2℃,心率 102 次/分,血压 220/130 mmHg,呼吸 75 次/分;其他检查:左侧鼻唇沟较对侧变浅,伸舌偏左歪,左侧肢体温觉较对侧减退,肌力、神经反射、记忆力、定向力均无明显异常。诊为:急性脑梗死。经医院治疗 2 周,病情缓解,嘱回家锻炼恢复。

[**中医诊断**] 中风(中经络)。本虚标实,阴虚阳亢、生风,气虚痰血瘀阻。治则:养阴熄风,平肝潜阳,健脾化痰,活血化瘀,益气通脉。

[**手法治疗**] ①并指握拳,用近端指间关节突拨督脉经(风府至腰阳关穴)3 遍。②拨背部足太阳膀胱经 3 遍。③拿揉患侧上、下肢各 3 遍。④中指指间关节突点按头部百会、四神聪、哑门、头维、率谷、角孙;手部合谷、手三里、曲池、阳溪;足部行间、太冲,平补平泻法。⑤上臂调压点(太渊直上 5 寸)平补平泻。

[**疗效观察**] 经 1 个疗程(15 次)治疗后,血压平稳,头部清晰。2 个疗程后,血压正常,神情乐观,肢体疼痛大为减轻,口无流涎,只觉左上肢无力,语言不清。3 个月后,只觉口齿不清,余症渐失,行走自如。

8. 呃逆　由于膈神经受到某些刺激,使膈肌产生不自主的间歇性收缩。急促吸气后声门突然关闭,发出一阵阵"嗝嗝"的声音。多数是因饮食过快、过饱,使燥热内生,阳明腑实;或过食冷饮或过凉食物、药物,阻塞气机、不降反升;抑或因情绪失控,而致胃失和降,反使胃气上逆、呃声骤起。

[**临床表现**] 多因原因不明,突发连续间歇性打嗝,且不能自止。时间长可觉胸部疼痛。

　〔**中医辨证**〕因饮食不节或情志不畅,加之脾胃虚弱、胃失和降、气机逆乱。

　〔**治疗原则**〕和胃降逆,疏肝理气。

　〔**病例介绍**〕吕××,女,32 岁,营业员,1996 年 5 月 6 日就诊。几日前因工作之事与人争吵,回家后又遇不顺心之事,从而赌气不乐。情急之下,突发呃逆、打嗝不止。正值说话时可被打断。泛泛作呕,胸闷胁满,情绪烦躁。此前曾在几处就医,未见效果。时见:满脸苦容,情绪不稳,舌红口干,少苔,脉弦数。否认身体有其他不适。

　〔**中医诊断**〕呃逆,肝郁气滞,胃失和降。治则:疏肝解郁,调和肝胃,开嗝止呃。

　〔**手法治疗**〕①双手分推胸胁 5 遍。②中指指间关节突点振天宗、膈俞、胃俞穴,每处 1 分钟,用泻法。③点按头部翳风、听宫、角孙及胸前天突、巨阙穴各 5 次,用平补平泻法。④中指指间关节突点揉膻中、期门、章门、内关、足三里穴各半分钟,用平补平泻法。

　〔**疗效观察**〕一次治疗即呃止。二次治疗后诸症平息。

　9. 慢性浅表性胃炎　慢性浅表性胃炎属胃黏膜非特异性慢性炎症的一种,胃镜检查可见胃黏膜充血,水肿,黏液增多,带有白苔状分泌物,附着于胃黏膜上,不易脱落。病变可呈现局灶性或者弥漫性状态。

　〔**临床表现**〕主要是上腹部疼痛,以剑突下较为明显。胃常胀闷、嗳气、泛酸,食欲减退、消化不良、食后腹胀、大便不调。舌质暗淡、舌边有齿痕,苔白腻,脉弦。

　〔**中医辨证**〕病属本虚标实,脾气虚弱,脾升胃降功能失调。故见腹胀腹痛,食欲不振,大便不调;肝气犯胃,故见食后饱胀,嗳气泛酸。

　〔**治疗原则**〕疏肝和胃,健脾益气,理气止痛。

　〔**病例介绍**〕赵××,男,40 岁,1996 年 9 月 3 日就诊。胃痛 2 天,于今日饭后加重。上腹部发胀,不时嗳气。患者有慢性胃炎病史 3 年。曾在某医院做过胃镜检查,提示"胃黏膜水肿,部分表面脱落、糜烂,胃腺体正常"。吹气试验测定:"HP 呈阳性。"诊为:慢性浅表性胃炎(幽门螺杆菌感染)。时见:上腹部胀痛,嗳气吞酸,口黏无味,食欲不振,大便不调,舌淡,苔薄白,脉弦。

　〔**中医诊断**〕胃脘痛,肝胃不和,胃失和降。治则:疏肝和胃,佐以健脾。

　〔**手法治疗**〕①握拳掌面向下,轻揉腹部 3 遍。②双手分推胸腹部 3 遍。③并指握拳,用近端指间关节突拨 T1~T12 段 3 遍。④中指指间关节突点揉梁丘、足三里、膻中、鸠尾、中脘、京门、章门、天枢各 1 分钟,用平补平泻法。⑤食指指间关节突点振肝俞、脾俞、胃俞、大肠俞、八髎、三焦等穴各半分钟,用平补平泻法。

　〔**疗效观察**〕经 3 次治疗后胃脘部疼痛明显减轻,1 个疗程(15 次)治疗后,除饭后仍有些饱胀感外,余疾俱息。

10. 泄泻　是指每天排便次数较多,单纯性水泻,大便清稀,无黏冻及血液。多发生在夏秋季节,便检无病理性指征。该病与体质有关。素体阳虚之人,肠黏膜应激性增强,稍遇低温饮食,黏膜分泌功能激增,肠蠕动亢进,使肠内容物迅速排出,水分及营养物质不能被吸收,大便次数无规律地增多,长期下去,可引发体内电解质失衡。

[**临床表现**]腹痛肠鸣,腹泻一日数次,完谷不化,胸胁胀满,食欲不振,体弱乏力,舌质淡,边有齿痕,脉濡缓。

[**中医辨证**]素体脾肾阳虚是基础,感受外来寒、湿、暑热之后,更伤脾阳,导致脾肾之气升降失司,精浊聚下。或因食生冷,过食肥腻,均可使脾失健运,变生污浊而下行。此外,若因情志失常,忧思恼怒,可致肝气郁结,土弱木乘,中焦气机失调,而泄泻不止。

[**治疗原则**]疏肝温肾,健脾和胃,理中止泻。

[**病例介绍**]任××,男,38 岁,公务员,2003 年 8 月 27 日就诊。自诉患有慢性结肠炎 3 年多。平常不敢随意饮食,尤其对生冷水果、饮料等食品。一旦不慎误食后,随即出现腹痛腹泻,病一发就需几日用药,才能止泻。今晨起不慎食入了久置的咸菜,就突发腹痛泄泻,至诊前 2 个小时,已解稀便 4 次。便下稀水及少量食物残渣。现觉口干,乏力。虽饥饿但又不敢进食,只能吃少许热稀粥。因怕再反复用药,故特来寻求其他治法。时见:面色萎黄,人体清瘦,精神欠佳,举步无力。查体:腹软,无触压痛,体温36.8 ℃。血压 110/65 mmHg,心率 65 次/分。大便常规检测:未见脓血细胞。舌质淡,体胖,边有齿痕,苔白滑,脉濡缓。

[**中医诊断**]泄泻,脾虚及肾,运化无权。治则:健脾温肾,调理中焦。

[**手法治疗**]①双手分推胸腹部 3 遍。②握拳轻揉全腹 3 遍。③单手掌振神阙穴5 分钟。④食指近端指间关节突点揉内关、足三里、中脘、水分、气海、关元,用补法。⑤掌擦肾俞、腰阳关、命门各 5 分钟。

[**疗效观察**]经 1 个疗程(15 次)治疗后,大便次数减少到每天不超过 3 次;2 个疗程后不超过 2 次;3 个疗程后基本痊愈。

11. 习惯性便秘　习惯性便秘是指饮食正常,但不能自行按时排便,经常在 3 日以上不排便的症状。由于粪便在大肠内停留时间太久,水分被重复吸收,导致大便干燥,秘结于直肠。虽然时有便意,但排便困难,甚至需用辅助办法,如:肛门注入滑润剂或手工协助,才能解决一时之痛。便秘大多数属于功能性病变,可由多种原因导致大脑神经排便反应失常,不能自行解决。但也有因器质性病变而引起,如肠梗阻、肠道肿瘤等。临床必须先予以鉴别。

[临床表现]大便秘结不通,三日以上不大解,且排便时间长,欲便艰难。常伴口干、腹胀。

[中医辨证]便秘有虚实之分。实者素体阳盛,嗜食辛辣厚味,久致胃肠积热,或因热病内燔,津液受损,均可导致燥便阻滞,腑实不通,虚者多由素体虚弱,气血不足,加之缺少体育运动,肠道运行失司,或过食生冷、寒凝气滞,胃肠无力传送糟粕而病。治疗原则:实则泻之,虚则通补,调和胃肠。

[病例介绍]方××,男,63岁,财务员,1995年3月7日就诊。自诉已有5日未解大便,腹胀心烦。几日来未敢多饮多食。因有便秘病史4年,经常3日以上不大便,每次便燥难解,常靠内服果导片、外用开塞露来解决便秘问题。然而一停用药,仍会复发。现已5日未解大便,且无便意。时见:人体消瘦,神情紧张,面带愁容,舌红少苔,脉细弦小数,血压150/90 mmHg,心率80次/分,体温正常,否认有其他病史。

[中医诊断]阴虚津亏,肠道失润,宿便留滞。治则:滋阴润燥,润肠通便,行气开导。

[手法治疗]①用中指近端指间关节突点振天枢穴,先左后右,每处20次。②握拳掌心向下,按揉下腹部,先逆时针、后顺时针各5分钟。③中指指端点按长强、承山穴,用泻法。再点揉照海穴,用补法。④三指横推,先沿直肠、降结肠、横结肠、升结肠方向,再反向而行。反复3~5次。⑤有便意时,如厕,闭目,双手同时按压四白穴,2分钟。之后提肛,有节奏地缩腹、下沉试排便,不可强镇,反复几次。

注意事项:凡动脉硬化、血压高者,便秘日久,在排便时切不可强镇,以免发生脑出血、心梗。

[疗效观察]一次治疗后,大便即通。后每天治疗一次,1周后可自行排便,每天一次,追访1个月病情无复发。

12. 胆绞痛 一般会在胆囊炎、胆石症急性发作时出现。情绪失常或劳累受凉;抑或过食油腻、蛋类食物后,胆汁排泄不畅、胆结石瘀阻胆道,刺激胆内黏膜发炎,时久引发胆管膨胀、痉挛,产生剧烈疼痛。

[临床表现]食后感觉右上腹闷胀不适,继之口苦咽干,恶寒发热,不时作呕,右胁下疼痛,阵发性加剧,可牵及右后背痛,痛剧时,冷汗频出,心烦意乱,坐立不安。舌红绛,苔黄,脉弦滑或洪数。查体:体温可至38 ℃以上,血象偏高。

[中医辨证]胆道湿热郁滞,蕴结成石,胆汁不通。

[治疗原则]清热利胆,行气通腑,疏肝和胃。

[病例介绍]王××,女,37 岁,饮食公司服务员,2002 年 10 月 9 日就诊。有慢性胆囊炎病史 3 年。近因经常加班,劳累后又与家人因琐事发生口角,右胁下疼痛复发,不时作呕,吐苦酸水。虽经服药未效。前来就诊时,面色苍白,一脸苦容,手捂腹部,躬身慢行。自诉:右上腹胀闷且痛,阵发性加剧,严重时痛如刀绞,冷汗频出,实在是难以忍受。现口干舌苦,不思饮食。闻及油烟味即作呕。发病以来进食很少,身倦乏力,站立不稳,心情极度烦躁。查体:体温 37.8 ℃,心率 93 次/分,血压 152/90 mmHg。血检"白细胞总数 $11.0×10^9$/L,中性粒细胞 $8.0×10^9$/L";尿检未见异常;B 超检查"胆囊内及胆总管处,可见 0.2 cm×0.4 cm 不等数枚强声团,后伴有声影",提示:多发性胆石症。

[中医诊断]胁痛,湿热蕴结成石,瘀阻胆道。治则:清热通腑,疏肝利胆,和胃降逆,行气止痛。

[手法治疗]①中指近端指间关节突点振胆囊穴、至阳穴、内关穴,用泻法,每穴3 分钟。②并指握拳,用近端指间关节突定点拨 T7～T9 两侧,每处 3 分钟,用泻法。③中指近端指间关节突点揉足三里、期门、梁门、足临泣、肝俞、胆俞、膈俞、心俞,每穴半分钟,用平补平泻法。④耳穴:肾上腺、交感、三焦、心穴、皮质下,用生王不留行籽贴穴按压,每 10 分钟按压一遍。

[疗效观察]经一次治疗后,疼痛缓解,5 次治疗后,右上腹及右背疼痛明显减轻,口苦口干好转,可食稀软食物。1 个疗程(15 次)后,诸痛消失。复查 B 超胆石仍在。需作排石处理,才能根除胆绞痛。

13. 尿潴留　男性 50 岁以后,多见体内激素变化,易因前列腺慢性炎症而带来前列腺增生,导致尿道受压变形,尿道延长,狭窄,排尿不畅。炎症的反复刺激,使尿道阻力不断增大,又会引起膀胱高压,并出现排尿困难。在长期反复恶性循环刺激下,前列腺形成逼尿性肥厚,从而造成尿潴留。

[临床表现]患者会时常感觉会阴部胀痛,腰骶及小腹部隐痛,早期多见尿急尿频尿痛,尿后尿道口可见白色分泌物溢出;后期多有尿不尽、尿等待,小腹及睾丸发凉。前列腺指诊可触及不均匀的炎性结节,有压痛。前列腺液实验室检查,可见:白细胞总数大于 10/HP,脓细胞"＋",卵磷脂小体减少至"＋"。舌质紫,苔腻,脉沉涩。

[中医辨证]肾气亏虚,湿热瘀阻,下焦开阖失司。

[治疗原则]补肾益气,清利湿热,疏通水道。

[病例介绍]王××,男,58 岁,财务会计,2004 年 8 月 9 日就诊。自诉小便余沥不尽已有 2 年多,时常尿急而尿不畅,要等待许久,才能解尽。尿时无力,尿线变细,分叉。昨晨起小腹胀甚,临厕时无论如何用力,就是解不出,虽经手按摩、热敷,也无济于

事。后急去某家医院急诊,给予导尿。虽解一时之苦,但待拔除导尿管之后,仍不能自行小便。现小腹胀满,胀痛难忍,不敢进水进食,情绪烦躁,坐立不安。查体:小腹隆起明显,轻叩有水声,轻度压痛。B超检查:膀胱增大,内有水影波动,前列腺 4.5 cm×5.3 cm,呈结节状改变,腺体回声不均匀。诊为:前列腺增生,尿潴留。

[**中医诊断**]癃闭,肾亏气虚,下焦通调失司,膀胱开阖无权。治则:急则治其标,通调水道为先。

[**手法治疗**]①指轻揉下腹部 3 分钟。②用一手掌根挤按膀胱部位,先从两侧向前正中线挤推,再从神阙穴从上向下挤推 5 分钟,不可一松一紧,与此同时,用另一手拇指指甲点掐列缺穴,由轻到重,不可停、松,左右手交替进行。③中指近端指间关节突点振:肺俞、肾俞、膀胱俞、水道、气海、中极穴,再点揉三阴交、阴陵泉,每穴半分钟,用泻法。④肘关节鹰嘴突点拨八髎穴,3 分钟。⑤掌擦肾俞、命门各 2 分钟。

[**疗效观察**]一次治疗即可排尿,3 次治疗后可自主排尿。

14. 尿路结石　泛指泌尿系相关器官处停留的结石,如:肾盂结石、肾盏结石、输尿管结石、膀胱结石及尿道结石。结石的形成原因目前还不完全清楚。有研究认为:与甲状腺功能亢进、尿路感染、尿道畸形、肾小管酸性中毒、胃肠道炎症有关。还有人认为与饮食习惯有关,如长期服食豆制品,也容易患尿路结石。尿路结石从其化学成分而言,可分为:草酸钙、磷酸钙、尿酸盐、胱氨酸盐、磷酸镁铵等。本病多发于青年男性。由于结石的挤压摩擦,会损伤相关器官的内膜,而引起感染。上皮细胞的脱落,局部的溃疡还容易形成纤维瘢痕,带来管腔内径的缩小,使结石滞留,造成尿路不完全性梗阻,结石对管壁的不断刺激,使其相关器官挛缩、疼痛,甚至是绞痛。

[**临床表现**]腰、腹部疼痛,向病侧的腹股沟放射。常伴有恶寒发热,尿急尿频,尿道灼痛,甚至尿血。如果结石嵌顿,易发生肾绞痛。发作时,身出冷汗,恶心呕吐,血压下降,严重者还会休克。B超检查,可帮助确诊。尿检可见红、白细胞,脓细胞,上皮细胞。舌红,苔黄,脉弦数。

[**中医辨证**]湿热下注,蕴结成石,发为石淋。可伴热淋、血淋。

[**治疗原则**]清利湿热,育阴化气,滑利水道,通淋排石,活血止血。

[**病例介绍**]唐××,男,47 岁,公司采购员,1993 年 6 月 14 日就诊。晨起突感腰部剧烈疼痛,并向左上腹放射,曾腹泻一次,大便黏而臭,便后疼痛未减。体检:左上腹压痛明显,左侧肾区叩击痛,阳性。尿检:"红细胞＋＋,脓细胞＋,尿蛋白＋";血检:"白细胞总数 $10.5×10^9/L$,中性粒细胞 78％";B超检查:"左肾下极见 0.6 cm×0.6 cm 强光团,有声影,左侧输尿管上端轻度扩张,末端显示欠清"。提示:左肾结石,伴左肾

输尿管轻度积水。先予急症对症治疗,给阿托品、杜冷丁解痉止痛,维生素 K₃ 止血,氨苄西林抗感染。并嘱多饮水,促进排石。用药 3 天,仍阵发性腰痛。时见:面色苍白,神疲乏力,唇干舌紫,苔黄腻,脉弦数。

[**中医诊断**]石淋,湿热蕴结下焦,气滞血瘀,石阻肾脉。治则:清利下焦,行气祛瘀,通淋排石,解痉止痛。该病人因此前曾患腰椎间盘突出症在我处治愈,故特邀予以医治。

[**手法治疗**]①肘尖鹰嘴突点振委中、痞根、志室穴,每处 1 分钟,用泻法。②中指近端指间关节突点揉中渚、后溪、左京门、内关、太溪穴,每穴 2 分钟用平补平泻法。③并指握拳,用近端指间关节突拨华佗夹脊部位 3 遍。④取耳穴:神门、交感、皮质下、肾、输尿管、膀胱、三焦、尿道,用生王不留行籽贴穴,按压,每 10 分钟一次。

[**疗效观察**]施以上方法后,至 6 月 19 日 13 时许,在一阵剧烈腰、腹部疼痛之后,病人顿觉全身轻松,疼痛也明显减轻。嘱继续多饮水,活动腰部。又于 20 日早晨小便时,觉小腹部及尿道一阵刺痛,随后排出一粒似小黄豆大小的结石。自此腰部不再疼痛,此后继续给予恢复性治疗后康复。随访一年,未见复发。

15. **糖尿病**　一种以慢性持续血糖升高为指征,且久病后易引发心血管、眼睛、神经、皮肤、肾脏等器官并发症的代谢性疾病。其中因遗传因素带来的糖尿病,称胰岛依赖性糖尿病,又称 1 型糖尿病。因肥胖或其他后天因素造成胰岛素分泌不足,而出现代谢紊乱而形成的称为非胰岛素依赖型,又称 2 型糖尿病。除此以外,还有因其他疾病并发而引起的血糖升高,应当与此鉴别。这里我们只对 2 型糖尿病的治疗进行探讨。

[**临床表现**]初期只有口渴症状,中期可见口渴、易饥,逐渐加重。后期症状,口渴多饮无度,嗜食善饥,尿量较多,每日可达 5 升以上。而人的体重却逐渐下降,呈现典型的糖尿病人"三多一少"的症状。

血检:空腹血糖 6.1 mmol/L 以上,餐后 2 小时血糖 7.8 mmol/L 以上,糖化血红蛋白 6.5% 以上者,尿糖阳性,可作诊断参考。病人一般舌质红干,少津少苔甚至无苔,脉细数。晚期病人,可产生许多并发症,诸如:皮肤瘙痒症、视力减退、眼底出血、视网膜炎、眼肌麻痹。涉及肾脏可见眼、腿浮肿,贫血,肾功能紊乱。涉及神经,可见肢体麻木,乏力。还可见性欲减退、糖尿病足等。

[**中医辨证**]阴虚是其本。分三消论治,上消属肺热伤津,以口渴为主症;中消属胃热炽盛,以易饥善食为主症;下消属肾精虚亏,以尿多为主症。晚期并发症较多,视病情采取针对性治疗。

［**治疗原则**］上消清热润肺,生津止渴;中消清胃润燥,养阴健脾;下消滋阴清热,补肾固摄或双补阴阳。

［**病例介绍**］方××,女,56 岁,退休工人,2000 年 5 月 13 日就诊。自诉有糖尿病已 4 年。曾服过多种降糖药物,病情反复,效果不稳定。因怕使用胰岛素治疗后无药物再升级,故寻求其他治疗方法。面色萎黄,形体消瘦,体重只有 53 千克。精神不振,体弱乏力。近来仍然口渴易饥,多饮多尿,夜尿较多。不久前曾在某医院检查:"空腹血糖 8.5 mmol/L,餐后 2 小时血糖 13.8 mmol/L,糖化血红蛋白 8.2％",尿检"尿糖＋＋",目前除眼睛视力有所下降,视物模糊外,尚无其他并发症。舌红少苔,脉沉细数。

［**中医诊断**］消渴,阴虚火旺,肺胃燥热。治则:养阴生津,清热化燥。

［**手法治疗**］①握拳掌心向下轻揉腹部 3 遍。②拳背擦下肢内侧面 3 遍。③握拳揉背部足太阳膀胱经 3 遍,用补法。④中指近端指间关节突点按中脘、下脘、梁门、伏兔、行间、地机、三阴交、涌泉穴各 1 分钟,用平补平泻法。⑤并指握拳,用近端指间关节突拨大杼、肺俞、中府、鱼际、脾俞、胃俞、胰俞、肾俞、膀胱俞、小肠俞、关元俞,每穴半分钟,用补法。⑥掌擦腰阳关、肾俞、命门、八髎穴 3 分钟。⑦掌振神阙穴 5 分钟。

［**疗效观察**］经 1 个疗程治疗后(15 次),空腹血糖 7.8 mmol/L;餐后 2 小时血糖 12 mmol/L。1 个月治疗后,空腹血糖 7.2 mmol/L,餐后 2 小时血糖 9.8 mmol/L。3 个疗程(45 次)后,空腹血糖 6.5 mmol/L,餐后血糖 8.2 mmol/L。其他症状均消失。

二、妇科疾病的治疗

1. 痛经　适龄妇女在月经来潮前后或者行经期,小腹疼痛,伴腰酸,心神不安,情绪波动,并随着月经周期而反复发作称痛经症。

［**临床表现**］月经期前后,小腹疼痛,有时剧烈。经量时多时少,经期延长,经期过后腹痛逐渐消失,查无其他器质性病变。该病大多数属于功能性病变。也有因其他疾病继发而来,如子宫内膜异位症、妇科炎症、或妇科肿瘤。

［**中医辨证**］经前或经期疼痛为实,经后疼痛属虚。实证多见肝郁气滞,气结血瘀,湿热下注;虚证多为气血不足,寒凝血滞,肝肾虚亏,经水不足。

［**治疗原则**］虚证补气养血,温经散寒,调补肝肾,填精补血。实证疏肝理气,活血化瘀,清热利湿。

［**病例介绍**］冯××,女,31 岁,服务员,已婚,2003 年 5 月 7 日就诊。患者 13 岁月经初潮时,亦会小腹疼痛,以后间断发生。15 岁时曾因游泳受凉,之后几乎每次月经来潮前均发生痛经。结婚生子后,仍间发痛经,缠绕不断,甚觉痛苦。采用中西医多种

方法治疗,效果均不持久、巩固。自诉月经周期忽前忽后不定,经期一般一周左右,经色发暗,常夹有小血块,每天量不大。小腹疼痛多发生在经前 1～2 天开始,一直持续整个经期。来潮时,精神紧张,尤其在初来的前几日,小腹疼痛较甚。经尽后腰酸无力,懒于行动。因长期服药,心留恐惧,故而另求他法。来诊时,正值经期第二天,故嘱待下次来潮前 3 天,前来治疗。时见:舌有紫气,苔薄白,脉细弦、尺脉弱。

[中医诊断]痛经,肾虚寒侵,冲任不调,气虚血瘀。治则:补益肾气,调理冲任,温经祛寒。

[手法治疗]①并指握拳,用近端指间关节突横拨督脉经 3 遍。②拇指指掌关节桡侧摩小腹 3 遍。③中指近端指间关节突点揉下脘、气海、关元、大赫、足三里穴,用补法;三阴交、太溪、公孙穴,用平补平泻法,每穴半分钟。④并指握拳,用近端指间关节突拨八髎穴 3 遍。⑤手掌擦肾俞、腰阳关、命门 5 分钟。⑥取耳穴:子宫、内分泌、交感、皮质下、肾、肝。用中药生王不留行籽贴穴,每 10 分钟按压一次。

[疗效观察]经 3 次治疗,疼痛缓解;5 次治疗后疼痛大大减轻,唯腰酸仍存;10 次治疗后,疼痛已止,腰酸也大有缓解。

2. 妊娠剧吐　已婚妇女,在怀孕早期出现频繁恶心、呕吐、厌食,严重者呕吐剧烈,饮食难进。随着时间延长,会造成体内电解质失衡,水液代谢紊乱,尿检酮体阳性,此称为"妊娠剧吐"。

[临床表现]主症是呕吐剧烈、连续,饮食难下。头昏脑涨,心慌意乱,周身无力,逐渐消瘦,舌淡胖,苔白,脉滑细弱。

[中医辨证]妊娠恶阻,任冲气逆,胃失和降,脾虚肝热,病久可致气阴两虚。

[治疗原则]调和冲任,健脾和胃,平肝泄热,镇逆止呕,佐以益气养阴。

[病例介绍]谢××,女,29 岁,商业职员,已婚,1996 年 3 月 18 日就诊。患者自怀孕以来,已 3 月有余,一直呕吐不止,食欲不振,人体逐渐消瘦。来诊时,体重只有 39 千克。近来仍呕吐频繁,甚至闻及流水声欲吐,吐出物中除少量食物残渣外,还有胆汁样黏液和带有血丝状的内容物。虽经几家医院使用中西医多种方法治疗,好转不明显。后又在本市妇产科专科医院检查示"尿酮体测定＋＋＋"。诊为:妊娠剧吐,给予纠正电解质紊乱和补充营养液,治疗 5 天,呕吐仍不止。主治医师建议:终止妊娠,以保母体。病家因患者婚后 4 年才怀孕,未能同意。经人介绍前来我处医治。查体:体温 37.2℃,心率 80 次/分,血压 105/65 mmHg。人精神、体质均表现得极为虚弱,舌质淡嫩,苔白腻,脉滑,细而沉。

[中医诊断]妊娠恶阻,诸脏失调。治则:急则治其标,诸症峰起,先健中焦。调理

冲任,镇逆止呕,健脾扶正,养血安胎。

[**手法治疗**]①并指握拳,用近端指间关节突拨背部华佗夹脊部位3遍。②以中指近端指间关节突点按膻中、鸠尾、上脘、中脘、章门、期门、太冲、公孙穴,每处半分钟,用平补平泻法。③点揉内关、足三里、大棱、气海、关元、脾俞、胃俞、膈俞,每处半分钟,用补法。④拇指指甲点切承浆、至阴穴,每穴1分钟。⑤取耳穴:神门、脾、胃、肝、肾、交感、皮质下,用中药生王不留行籽贴穴,每10分钟按压一次。

[**疗效观察**]施法一次,呕吐次数大减,三次治疗后呕吐停止,可少量进稀饭、汤。一周后恢复正常饮食。追访2月后体质渐渐恢复,体重增至59千克,后顺产一女婴,母女一直健康。

3. 急性乳腺炎　急性乳腺炎是妇女产后哺乳期的常见病,一般多发生于初产妇。病因主要有三:一是哺乳期受热出汗后,乳房外露受风,遭到寒凉的刺激;二是哺乳期情志不畅,肝气郁结;三是哺乳期经验不足,喂养小儿方法不当,积乳。

[**临床表现**]面红口干,烦躁易怒,乳房胀痛,局部发红发热,按之有硬结。初起时,有轻度发热、恶寒,随着炎症的加重,会出现中等程度的发热,日久不愈,会引起乳腺脓肿。舌红,苔黄,脉弦数或洪。

[**中医辨证**]可分外感风寒、郁热生痈;或肝郁气结,郁久生热发痈;或余乳积滞,乳络不通,发为乳痈。

[**治疗原则**]疏风解表,通络祛邪,疏肝解郁,行气散结,通乳消肿。

[**病例介绍**]胡××,女,24岁,已婚,营业员,2003年7月21日就诊。初产妇,小孩尚未满月,正处哺乳期。因喂养小孩经验不足,未能保护好乳房,致使双乳几处发生硬结,局部红肿,奶水不畅,常导致小儿嗷嗷待哺,哭闹不休。因此与家人发生口角,更加重乳房胀痛。近日虽经打针、服中药、用奶拔吸乳等措施,效果不显。经人介绍前来我处治疗,在打消患者的思想顾虑并有家人的陪伴下,同意接受按摩治疗。时见:患者面带愁容,自觉畏寒怕风,乳房胀痛,时有跳动感。查体:双乳饱满胀大,两乳共有3处红肿硬结,触之疼痛明显。皮色发红发亮发热。试按无波动感,体温37.8℃,余未见异常。舌红苔薄黄,脉弦小数。

[**中医诊断**]乳痈初期,肝郁气滞,乳络不畅,败乳壅积,化热蕴脓。治则:疏肝理气,通乳消痈。

[**手法治疗**]①避开疼痛点,指轻拨全乳房两遍。②拿揉肩井、合谷穴各2分钟。③2～4指指腹直推乳房,先由乳根向乳头方向推揉,再由乳头向乳根方向推揉5分钟。④双手指抱乳旋推,先顺时针再逆时针推5分钟。⑤中指近端指间关节突点揉膻中、

上脘、期门、章门、京门、肝俞、脾俞、胃俞穴，每穴半分钟，用平补平泻法。

[疗效观察]一次治疗即通乳出 100 ml 多，局部胀痛减轻，经 3 次治疗，乳管已大部疏通，局部仍留余痛；5 次治疗后，疼痛完全消失，可正常哺乳。

4. 慢性盆腔炎　慢性盆腔炎是指女性内生殖器官及其周围的结缔组织，如盆腔腹膜等产生的炎症的总称。常常由于急性盆腔炎未能彻底治愈拖延而成。也可在分娩、产后不注意外阴卫生，或者经期同房而感染成疾。

[临床表现]主要可见小腹坠痛，牵及腰骶部酸痛，稍有劳累，症状就会加重。常带来月经周期延长，白带量增多。一般病程迁延，反复发作。妇科 B 超检查可协助确诊。

[中医辨证]证属本虚标实，脾、肝、肾三脏俱虚。正气不足，加之冲任、带脉功能失调，气血搏结，蕴积于胞宫，久生湿热，气滞血瘀，或寒湿阻滞瘀结胞宫。

[治疗原则]扶正祛邪，益气活血，调理三脏，化湿清热，通经止痛。

[病例介绍]李××，女，32 岁，农民，已婚，2005 年 10 月 12 日就诊。下腹部疼痛 3 天，累及腰骶部坠痛，腰酸怕冷。近期月经不调，延期，经量多，白带量多，尿频便稀。自诉此前曾流产两次，之后就出现以上病情。虽经中西药医治，一直未愈。查体：腹软，小腹部有压痛，右下侧较明显，指下有碍手感。腰部活动尚自如，无叩击痛。妇科 B 超检查："右侧附件有 2.5～3.5 cm 条索状阴影"。印象：子宫附件囊肿不能排除。体温 37.5℃，心率 62 次/分，血压 112/68 mmHg。舌有紫气，苔白腻，脉弦涩。

[中医诊断]癥瘕，冲任失调，任脉不畅，寒凝瘀阻。治则：温经祛寒，逐瘀通脉。

[手法治疗]①并指握拳，用近端指间关节突横拨督脉经及腰骶脊柱两侧各 3 遍。②肘关节鹰嘴突点振十七椎下、关元俞、肾俞、小肠俞、八髎穴，每处 2 分钟。③中指近端指间关节突点揉血海、三阴交、阴陵泉、行间、丰隆、气海、关元、带脉、子宫穴，每处 1 分钟，用补法。④掌擦腰阳关、命门、肾俞、八髎穴，每处 2 分钟。⑤取耳穴：盆腔、内生殖器、肾上腺、内分泌、神门、三焦、淋巴腺，用中药生王不留行籽贴穴，每半小时按压一次。⑥取足部反射区：淋巴腺、甲状旁腺、脑垂体、甲状腺、肾上腺、子宫、卵巢刮压，每处 1 分钟。

[疗效观察]经一周治疗，小腹部疼痛明显减轻，1 个疗程后（15 次）小腹疼痛基本平息。后又巩固治疗了 1 个疗程，一般情况良好。

三、骨科疾病的治疗

1. 落枕　是颈部常见的软组织损伤的一种。常在无防备的情况下，颈部突然扭转或在睡觉时枕头过高，睡时颈部肌肉持续牵拉，引起颈肌纤维扭曲、僵硬，甚至撕裂所引起。也有因头颈部受风寒刺激所致。

[临床表现]睡觉醒来颈部忽觉胀痛,不能自由活动,甚至转头时牵动上身同时转动。触压颈部有明显压痛感。X线检查:可见颈椎生理弧度变直,严重者可见成角、反张。

[中医辨证]风寒外袭,经络气血痹阻。

[治疗原则]祛风散寒,行气通络。

[病例介绍]张××,女,17岁,中学生,2003年5月23日就诊。晨起突感颈部僵硬、酸痛,不能转动。洗脸、刷牙、梳头均受影响,坚持上课一天,傍晚时症状加重,头竟一点都不能转动,颈部酸胀无法做作业。遂来我处就医。时见:面色焦虑,左手扶颈,头部侧歪。查:颈部左侧肌群紧张,有压痛,沿左侧胸锁乳突肌走向有条索状结节,颈部各方向活动均严重受限。椎间孔压缩试验、头顶叩击试验均阴性。颈椎X线片检查示"颈椎生理弧度变直,余未见异常"。否认有其他病史,舌淡苔薄白,脉紧。

[中医诊断]落枕,风寒外束,颈络痹阻。治则:祛风散寒,温经通络。

[手法治疗]①单手拿揉颈、肩各3遍。②左右侧扳颈部各2次。③左右旋转扳颈部各1次。④中指近端指间关节突点揉风府、风池、天柱、肩井穴各1分钟,用平补平泻法。⑤侧掌叩颈肩部3遍。

[疗效观察]经手法治疗1次,颈部僵痛,酸胀明显减轻。1个疗程后(15次),症状消失,颈部活动自如。

2. 项背筋膜炎　项背部软组织由于劳损感受寒凉;或者陈旧性损伤而致项背部酸痛、僵硬,活动乏力受限。一般受累的软组织多在斜方肌、胸锁乳突肌、肩胛肌及相连的筋膜上。

[临床表现]颈后酸胀疼痛,或向两侧肩背部放射。晨起或受凉后会加重,还会随气候变化,如遇阴雨天、气温下降、大风季节,不适感尤其明显。但遇暖天、晴天,会明显好转。体检:触诊颈部、肩、背部有压痛点。颈部转动受限。

[中医辨证]寒湿阻络,气血不畅。

[治疗原则]温经通络,益气养血。

[病例介绍]何××,男,30岁,建筑工,2004年6月5日就诊。自诉从事建筑工作多年。常在野外搭帐篷宿营,天热时也习惯冷水洗澡。但近一年来,渐感背部酸胀,疼痛,怕风,怕冷。经自我拳叩、手揉,用电热风吹熨,可暂时缓解。遇天气转阴时,亦觉颈、肩、背部沉重,发凉。睡觉时不能一种姿势久卧,晨起常感背、肩僵硬,伸展不利。查:颈背部肌肉紧张发硬,无明显肿胀,颈前屈受限明显。皮温低,触按部位轻度疼痛。血检:血沉40 mm/h,抗"O"测定600 U。诊为:风湿性项背筋膜炎。

[中医诊断]背痛，寒湿阻络，气血不畅。治则：温经通络，益气养血。

[手法治疗]①单手拿揉颈、肩部各 3 遍。②并指握拳，用近端指间关节突分拨督脉、足太阳膀胱经各 3 遍。③从上向下直推足太阳膀胱经 2 遍。④握拳掌心向下，揉背部 3 遍。⑤中指近端指间关节突点揉气海、关元、足三里、中渚、肝俞、脾俞穴，每穴各 1 分钟。⑥单手掌擦命门、腰阳关、肾俞 5 分钟。⑦掌拍督脉、足太阳膀胱经 3 遍。

[疗效观察]经 1 个疗程治疗（15 次），颈肩、背部僵硬、疼痛明显减轻。3 个疗程后，局部留有酸痛感。4 个疗程后，诸症平息。

3. 颈椎病（颈椎综合征）　颈椎病是颈椎综合征的简称，是常见的中老年疾病。随着年龄的增长，颈椎间盘会产生退行性改变，脱水，纤维组织弹力下降，椎间隙变窄，椎体周围韧带松弛，椎体失稳或移位。椎骨边缘代偿性地出现骨质增生，黄韧带肥厚变性，钩椎关节及关节突关节继发性变形。这些组织结构的变化，可造成椎间孔变形而狭窄。从而刺激、压迫脊神经根和椎动脉，影响到交感神经或脊髓。因此引起一系列相应的症状。颈椎病一般分为五种类型，即神经根型颈椎病、椎动脉型颈椎病、交感型颈椎病、脊髓型颈椎病和混合型颈椎病，我们这里只讨论前三种类型及混合型。

（1）神经根型颈椎病。多发生在 30 岁以后的人群，无颈部外伤史的患者，多由于长期低头工作所造成。与所从事的职业有关，如文秘、教师、财务、绘图、刺绣等。

[临床表现]颈、肩、臂部疼痛，有酸、麻、胀的感觉，有时会有电触一样的感觉。颈部的转动，或咳嗽、打喷嚏时，疼痛加剧，时伴有头昏、头晕、耳鸣、眼花、上肢沉重、麻木、手握力下降，常会持物坠脱。体检：臂丛神经牵拉、椎间孔压缩、头顶叩击等试验多见阳性。X 线可见颈椎生理弧度变直，甚至反弓成角；椎间隙变窄，椎体周围骨质增生；椎关节移位，颈韧带钙化；斜位片可见钩椎关节骨刺突向椎间孔，使椎间孔变小。

[中医辨证]颈痹，寒湿阻络，气血不畅。

[治疗原则]温经祛湿，行气活血。

[病例介绍]沈××，女，45 岁，机关公务员，1997 年 6 月 18 日就诊。自诉：自 2 年前始，颈背部经常酸痛、发僵，起先稍活动后还可缓解，后逐渐加重。伏案工作时间稍长，颈部僵硬不适感尤甚。特别在遇到寒冷或凉风时，僵痛愈加明显。近来出现颈部转动时，就觉得"咯咯"作响，不时还会出现触电样手麻感觉。曾在某医院做过颈椎 X 线检查，提示：颈椎退行性

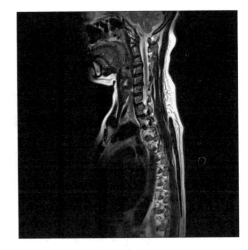

图 9-5

改变,做过牵引、理疗、中西药物、外贴膏药等治疗。但症状改善不大。时下:颈部发凉,左右转动、前屈后伸均有受限。专科检查:压颈试验,臂丛牵拉试验均为阳性。C3～C7椎旁有压痛。MRI(核磁共振)检查:"颈椎弧度轻度反弓,部分椎体增生性改变,C3～C7椎间盘均有突出,硬膜囊受压变形。椎髓信号未见明显异常。"诊为神经根型颈椎病,见图9-5。

[**中医诊断**]颈痹,肾虚骨弱,气滞血瘀,寒湿凝滞。治则:补肾壮骨,化瘀止痛,温经祛寒。

[**手法治疗**]①整颈手法(见前"指腕肘关节主要手法"一节)。②中指近端指间关节突点揉肩井、天宗、中渚、间谷(手背三间与合谷中点)、肝俞、肾俞、脾俞、中脘、气海、关元、足三里穴,每穴半分钟。

[**疗效观察**]1个疗程(15次)之后,颈僵手麻明显减轻。3个疗程后,症状基本消失,但时间一长,颈部仍有不适感。嘱注意保暖、劳逸结合。

(2)椎动脉型颈椎病。由于颈椎退行性改变,椎间盘萎缩变性,椎动脉硬化变形,椎体增生,挤压椎基底动脉,造成脑供血不足而发病。

[**临床表现**]头昏、眩晕、恶心呕吐、头重脚轻、站立不稳、心悸、耳鸣、失眠。头部活动受限,颈、肩、背部疼痛。X线显示:椎体增生。椎动脉造影可见:椎动脉受压、弯曲变形变细。脑血流图可见:椎基底动脉两侧不对称。

[**中医辨证**]眩晕证。气虚痰瘀,肝肾不足,肝阳上亢。

[**治疗原则**]益气祛痰,滋阴潜阳,柔肝熄风。

病例介绍参见"手法治疗内科病·眩晕"一节。

(3)交感神经型颈椎病。颈椎病变带来局部出现创伤性反应,刺激分布于关节囊和项韧带上交感神经末梢,或椎管内脑膜返支的刺激,带来一系列自主神经症状。

[**临床表现**]如交感神经兴奋症状:头痛头晕,视物模糊,眼窝胀痛,心动过速,心律不齐,血压上升,肢冷畏寒,多汗;或交感神经抑制症状:头晕,眼花,眼睑下垂,流泪,心动过缓,血压下降,胃肠蠕动增强,肠鸣,嗳气。

[**中医辨证**]肝肾两虚,气滞血瘀,神志不宁。

[**治疗原则**]补养肝肾,行气活血,镇静安神。

[**病例介绍**]王×,女,61岁,印刷厂退休工人,1998年10月17日就诊。患者患有颈椎病已有5年,曾经多种方法治疗效果不佳。近来头痛眩晕,视物不清,眼球胀痛。时常心慌,心跳加快,精神紧张,还会不时出汗,颈部活动不利,右上肢麻胀,怕冷。查:颈部活动受限,肌肉紧张;颈2至5棘突旁压痛明显,手触C4～C5棘间隙变窄,

C4 棘突稍向偏右侧歪斜,右臂皮温偏低。

　　CT 检查:"颈椎序列正常,生理弧度消失,颈椎体及附件明显增生硬化改变。C3/C4、C4/C5、C5/C6 椎间盘突出,相应水平硬膜囊受压变形,以 C4/C5 为著,后方椎管狭窄,椎旁软组织未见肿胀。"印象:颈椎退行性改变,见图 9-6、图 9-7。

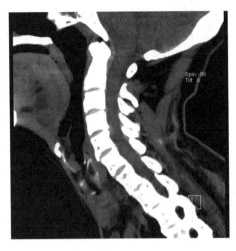

图 9-6

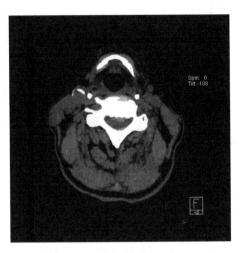

图 9-7

　　[**中医诊断**]颈痹,肝肾亏虚,气滞血瘀,心肾不交。治则:补益肝肾,通络化瘀,交通心肾。

　　[**手法治疗**]①并指握拳,用近端指间关节突横拨颈椎棘上韧带、棘突旁两侧及两肩各 3 遍。②定点旋转复位,纠正 C4 棘突偏歪。③侧扳颈部。④拿揉右上肢 3 遍,并抖右上肢 1 分钟。⑤中指近端指间关节突点揉神门、大棱、内关、百会、风府、肩髃、心俞、脾俞、肾俞各 1 分钟。⑥取耳穴:神门、枕、心、眼、颈椎、脑干、肾、皮质下,用中药生王不留行籽贴穴,每 10 分钟按压一遍。

　　[**疗效观察**]经 1 个疗程(15 次)治疗后,头晕眼花明显减轻。2 个疗程后,心率、心律、血压已恢复正常,其他症状消失。

　　(4)混合型颈椎病。凡具有交感神经型和神经根型两种以上症状的颈椎病,均可归于混合型颈椎病。

　　[**临床表现**]可因发病类型不同,会有各种不同的临床表现形式。涉及神经根的,或交感神经的,或椎动脉,甚或涉及脊髓的病因,均有各自的临床反应。

　　[**中医辨证**]要根据病人具体临床表现来鉴别归类处理。

　　[**治疗原则**]多以补肝益肾,养血通脉,行气化痰,交通心肾为主,兼以祛风散寒除湿为辅。

［**病例介绍**］毛××,男,60岁,2003年3月10日就诊。患者头痛头晕,两眼胀痛,视力模糊,较前视力明显下降。发病时,恶心作呕,不能自主。曾在某医院诊治,疑为脑神经肿瘤。后排除。经服中西药物,效果均不显著。来诊时,面容憔悴,精神不振,以上的主症仍存在。右上肢胀痛,麻木。时常莫名奇妙地突发心慌,出汗,头昏眼花,神情紧张,夜寐不实。查体:体温37.2℃,心率78次/分,窦性心律,血压105/70 mmHg。核磁共振成像(MRI)检查:"颈椎弧度变直,诸椎体呈增生性改变。C4~C7椎间盘均有突出,硬膜囊受压变形,颈髓信号未见明显异常。"诊为:混合型颈椎病,见图9-8、图9-9。

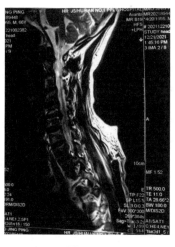

图9-8

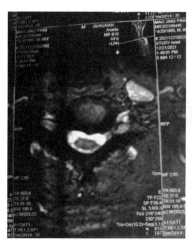

图9-9

［**中医诊断**］肾虚脑空,心肾失交,气滞瘀阻。治则:益肾壮骨,交通心肾,养血通脉。

［**手法治疗**］①强力颈椎牵引5分钟:患者靠背椅端坐,医者站于身后,一手屈肘从患者下巴下挽住,另一手扶按头部,逐渐加力,垂直向上牵引,至一定高度停留1分钟,轻轻松劲。②整颈手法(详见前"指腕肘关节按摩主要手法"一节)。③中指近端指间关节突点揉内关、神门、足三里、心俞、肝俞、肾俞、脾俞穴,每穴半分钟,用补法。④中指关节点振膻中、中脘、气海、关元穴,每穴半分钟。

［**疗效观察**］经2个疗程(30次)治疗后,头晕头痛、视力模糊明显减轻,心慌出汗、消化道症状基本消失。3个疗程后,临床症状消失,唯睡眠仍有不实,后继续巩固治疗1个疗程,恢复正常。

4. 肩周炎 是肩关节囊及周围韧带、肌腱和滑膜囊等软组织产生的非特异性无菌性炎症的总称。因此病多发生在50岁左右的人群,故俗称"五十肩"。此病的发展过程一般由初期充血、水肿炎症渗出,到中期肩周围组织粘连,至后期肩周围软组织纤维化凝结僵硬。疼痛始终伴随疾病的全程。一般病程为 2 年左右。

［临床表现］早期肩臂部轻微疼痛，后逐渐加重，肩关节活动受限。疼痛可放射至小臂和手部，中期疼痛加剧，甚至钝痛如刀割，肩部不能活动呈固定状，吃饭、穿衣、梳头、刷牙、大小便均困难。后期肩部软组织粘连，无法活动，疼痛有所减轻，功能丧失。体检：肩周局部均有压痛，上臂以外展、后伸、旋外活动受限最为明显。

［中医辨证］肝肾虚弱，气血不足，筋肉失养，复遭风寒湿邪侵袭，致肩部经络不畅，气血凝滞，筋肉挛缩，而致屈伸不利，活动受限，疼痛不止，甚至夜不能寐。

［治疗原则］益气活血，补肝肾，通经络，逐瘀痹。

［病例介绍］宋××，男，49 岁，园林工人，1998 年 7 月 11 日就诊。患者几天前在整理园林时，搬运废石块，不慎闪了腰，跌了一跤。当时左手撑地，起身后并无大的痛感。一夜后渐觉左肩部疼痛，并逐渐加重，至昨夜起，睡觉翻身时竟被疼痛扰醒。晨起左手臂不能抬举，穿衣、洗脸、刷牙均感困难。时见：面带苦容，右手护肩，不让触碰。经劝说，给予体检：左上肢肘屈 140°，臂后伸 10°，上举 30°，外展 20°，内收指头无法触及右肩。左侧肩峰下、肩后侧及肩锁关节处压痛明显。诊为：肩周炎。

［中医诊断］五十肩。属外伤引起，气血本虚，筋络受损，气滞血瘀。治则：益气血，通经络，逐痹瘀，兼补肝肾。

［手法治疗］①并指握拳，用近端指间关节突拨肩周肌群 3 遍。②单手拿揉肩部及患肢 3 遍。③拇指侧峰点揉间谷（手背三间与合谷中点）、中渚、中平（右腿足三里与阑尾穴中点偏腓侧）、阿是穴各 2 分钟。④中指近端指间关节突点揉肩井、天宗、肩髃、肩髎、曲池、足三里、气海、肝俞、肾俞，每穴半分钟，用平补平泻法。⑤拳叩肩关节周围及患肢 3 遍。

［疗效观察］经 1 个疗程（15 次）治疗后，肩臂部疼痛明显减轻，左上肢后伸 30°，上举 60°，外展 45°，内收 30°。经 2 个疗程治疗，肩关节活动基本恢复正常，局部仍留有酸胀感，巩固治疗 1 个疗程，诸症消失。

5. 肱骨上髁炎　肱骨内上髁是屈腕肌和前臂旋前肌的起始点，肱骨外上髁是伸腕肌的起始点。前臂的运动均与它们相关，如因急性牵拉扭伤或慢性累积性劳损，导致肱骨内外上髁处软组织撕裂、损伤或无菌性炎症经久不愈，会带来组织肌化、纤维化。不断的外来刺激使内外上髁产生疼痛，活动障碍。病位若在肱骨外上髁腕伸肌腱处者，称肱骨外上髁炎，俗称"网球肘"。病位在肱骨内上髁桡侧腕屈肌群或旋前肌附着处者，称肱骨内上髁炎，俗称"高尔夫肘"。

［临床表现］在手持重物或做某一动作时，肘部髁上会产生疼痛，轻者不能拧毛

巾、端水盆;重者有时在伸屈指腕时,因用不上力,使手中东西掉落。疼痛有时会向前臂扩散。检查局部压痛点十分明显,但不红肿发热。握腕做内外旋转时,肘关节内外侧会产生疼痛。

[**中医辨证**]经络瘀阻,气血不畅。

[**治疗原则**]疏经活络,行气活血。

[**病例介绍**]马××,男,30岁,木模工,2003年4月23日就诊。发现右侧肘部疼痛、酸胀、易疲劳感觉已有一年。但一直没有认真予以治疗。近一月来酸痛加重,拿重物时感到手软无力,影响正常工作。查体:右手臂外观无明显异常,右肘关节肱骨内上髁处有敏感的压痛点,指下按之碍手,前臂做过伸或内外旋时,内上髁有酸痛感,否认有外伤史。诊为:肱骨内上髁炎。

[**中医诊断**]肘瘤,筋骨劳损,痰湿阻络。治则:疏经通络,活血通络。

[**手法治疗**]①拿揉患侧上肢3遍。②拇指指间关节突点拨肘部阿是穴,每处2分钟。③中指近端指间关节突点揉天宗、中府、曲池、手三里、外关穴,每穴1分钟,用平补平泻法。④牵抖患肢2分钟。

[**疗效观察**]经1个疗程(15次)治疗后,肘关节活动自如,肘上胀痛明显减轻,但内上髁压痛还有。2个疗程后,诸症消失。

6. 岔气　属于肋间神经痛的一种。在生活中由于随意行动,因体位不协调而产生的胸肋部疼痛,导致不能深呼吸和转动身体。多由胸肋关节和肋椎关节紊乱,致使肋间肌移位,肋间神经受到刺激,所引起的肋间神经痛。临床要注意与心肺疾病或带状疱疹所引起的肋间神经痛相鉴别。

[**临床表现**]因体位不正,活动时用力过猛,忽感胸闷,胸肋部胀串痛,呼吸受限,甚至咳嗽,痰中带血。

[**中医辨证**]岔气,胸肋经络气滞不畅。

[**治疗原则**]疏经通络。

[**病例介绍**]岳×,男,30岁,教师,2000年8月14日就诊。患者前晚因看书学习时间较长,感觉疲倦,在打哈欠伸懒腰时,半途中突感气息不畅,右侧胸胁部像触电一样闪痛,后右肋下一直胀痛不适。呼吸、咳嗽均感震痛。时见:手揞右肋,不时抚摸,不敢深吸气、咳嗽和发笑。查体:胸、胁、背部均无肿胀。做腰部旋转时,感觉右胁部疼痛。胸部挤压试验阴性,右乳内侧4~5肋间有明显压痛点。听诊:心肺无异常。诊为:扭伤性肋间神经痛。

[**中医诊断**]气机紊乱,经络不荣。治则:疏经通络,理气止痛。

[**手法治疗**]①双手分推胸胁部 3 遍。②拇指指腹点揉阿是穴。③中指近端指间关节突点按患侧列缺、阳溪、阳谷、郄门、章门、期门、膻中、至阳穴,每穴半分钟,用平补平泻法。

[**疗效观察**]经 3 次治疗,肋间胀痛明显减轻,深吸气、咳嗽感觉不大。经 10 次治疗,症状完全消失。

7. **急性腰扭伤**　因负重或动作失调,腰部突然扭闪致腰部肌肉群和筋膜损伤。尤以腰竖脊肌和背腰部筋膜损伤多见。由于受到牵拉,扭曲甚至撕裂,可产生腰部剧烈疼痛,不能转动。病因分析:可因平素腰部活动较少,肌肉筋膜弹性减弱,加上身体姿势不正,动作失调,人体重心失衡,甚至打个哈欠,伸个懒腰,或弯腰拾物,端水盆都可能引发。

[**临床表现**]腰单侧或双侧疼痛,活动受限,深吸气或咳嗽均加剧,坐立行走困难,腰部因护痛而僵直,常用手撑腰。体检:腰部一侧肌肉紧张,隆起,压痛明显。X 线检查:腰脊柱侧弯,生理性前曲消失。

[**中医辨证**]腰痛,肌筋出槽,气血受阻。

[**治疗原则**]舒筋活血,解痉止痛。

[**病例介绍**]俞××,男,24 岁,体育教师。在上课时做体训示范不慎扭伤了腰,腰部疼痛难忍,被担架抬至门诊。来诊时:痛苦面容、头汗渍渍。腰部僵持,不敢转动。经劝将其抬至诊断床安置俯卧位,查:腰背部肌肉紧张。L2～L4 棘突旁压痛点明显,并在皮下触及条索状软组织。直腿抬高试验阴性。X 线检查:胸、腰椎无异常。诊为:急性腰筋膜炎。

[**中医诊断**]腰痛,筋伤气滞,气血不畅。治则:调理气血,理筋止痛,佐以补肾。

[**手法治疗**]①中指近端指间关节突点振委中、承山穴,每穴 2 分钟。②并指握拳,用近端指间关节突拨腰部督脉经、足太阳膀胱经各 2 遍。③直推腰部足太阳膀胱经 3 遍。④侧身扳腰部左右交替。⑤散揉腰部 3 遍。

[**疗效观察**]1 次治疗,腰部疼痛大减,腰部可轻度活动;5 次治疗后,腰部活动自如,诸症悉除。

8. **腰三横突滑囊炎**　因第三腰椎横突周围的软组织劳损,而带来的慢性腰痛,称腰三横突滑囊炎,也可称腰三横突综合征。它影响到邻近的神经纤维,带来下肢疼痛。本病多见于体力劳动者。由于第 3 腰椎位于脊柱的中点,处于脊柱腰曲前凸的顶点。从生物力学角度而言,第 3 腰椎两侧的横突较长,又是腹膜肌、背阔肌、深部筋膜的附着点。此处在人体腰部活动时,尤其是弯腰用力时,承受的牵拉和支撑力均很大。所以一旦运动疲劳,加上动作失调,极易造成损伤。如不及时恢复,就会形成慢性损伤,局部发生无菌性炎症,充血、水肿,日久腰三横突上的滑囊及周围筋膜、纤维、结缔组织形成代偿性增生。如果刺激到臀上皮神经,还会引起臀部大腿后侧疼痛、麻木。这期间如果再感受寒湿侵袭,更易加重病情,缠绵难愈。

[临床表现]曾有过腰部扭伤史。腰部疼痛绵绵,牵及臀部和下肢后侧。尤其是长时间弯腰负重,腰部胀痛加剧,需经卧床休息来缓解。有时晨起腰部受限。体检:患处肌肉紧张,隆起,L3横突处压痛点显著,按压时可引发患侧臀部及下肢疼痛。但疼痛一般不过膝。直腿抬高试验阴性。X线检查:可见L3横突尖影模糊。

[中医辨证]腰痛,筋膜劳损,气滞血瘀。

[治疗原则]舒筋活血,祛瘀止痛。

[病例介绍]黄××,女,35岁,酒店员工,2003年4月17日就诊。自诉腰痛已多年,时好时坏。近因工作需要,洗涤大量窗帘、被褥、床单。过后腰痛加重,站立无力,特请假前来就医。时见:愁容满面,右手叉腰,躬身缓行,进门见诊床急于躺卧。查体:腰部肌肉发紧,腰脊两侧压痛不甚,腰三横突左右两侧肌肉隆起,两尖部压痛敏感,并向两臀部散发。X线摄片示:L3横突尖处组织模糊,腰骶部未见异常。诊为:L3横突滑囊炎。

[中医诊断]腰痛,脾肾两虚,气滞血瘀。治则:健脾益肾,行气化瘀。

[手法治疗]①并指握拳,用近端指间关节突拨腰两侧3遍。②接着直推腰部足太阳膀胱经。③掌根揉腰三横突处,每侧3分钟。④中指近端指间关节突点揉委中、委阳、脾俞、肾俞、环跳穴,每穴半分钟,用平补平泻法。⑤拳揉两侧臀部。⑥侧拳叩腰臀及两下肢各3遍。

[疗效观察]经治疗1个疗程(15次)后,腰痛明显减轻;3个疗程后,诸症平息,腰部活动自如。

9. 慢性腰肌劳损　长期腰部疼痛,反复发作,休息后疼痛减轻,劳累后加重。有时受气候变化所影响,寒冷阴雨天加重。多由工作姿势不良,长期弯腰或固定某种工作姿态,会使腰部肌肉、筋膜、韧带长时间处于紧张状态,加上风寒湿邪的刺激,日久可使腰肌组织充血,肿胀,增厚变性,产生无菌性炎症。也有些因先天畸形,如腰椎骶化或骶椎腰化,椎间小关节两侧不对称,使肌肉牵拉力不平衡,久之继发劳损。一般晨起时,腰部僵硬,稍作活动后缓解。查体:腰部压痛面较广,但疼痛较轻。腰部前屈时肌肉紧张,但无疼痛。脊柱两侧深压时有定位性压痛点。X线摄片检查可见腰脊柱生理弧度改变,有侧弯。如有先天畸形者,可见L5～S1骶化,骶椎隐裂或见骨质增生。

[临床表现]腰部隐痛,反复发作,迁延日久,劳累后加重,休息后减轻,持续弯腰,腰部感觉僵硬;酸痛难伸,躺卧后症状明显减轻,症状缠绵难愈。

[中医辨证]腰痛,肾虚,风寒侵袭,经络受阻。

[治疗原则]益肾壮腰,补气行血,祛风散寒。

[病例介绍]岳××,男,50岁,工人,2004年9月11日就诊。自诉患腰痛病已有5年之久,平时经常发作,吃些药,做理疗,休息后均有好转。但一劳累或受凉,就会复发。近日因工作繁忙,腰痛又作,虽经休息也无明显改善。时见:面容冷漠,右手叉腰,缓步而行。查体:腰部后伸,只能达到10°,腰肌紧张,压痛广泛。直腿抬高试验、屈颈屈膝试验均为阴性,令其重声咳嗽,未引出下肢放射痛。X光摄片检查示:腰椎退行性改变,轻度骨质增生。余未见异常。

[中医诊断]肝肾两虚,气血不荣。治则:补肝肾,行气血,活络止痛。

[手法治疗]①并指握拳,用近端指间关节突,先拨腰部3遍,再自上而下直推腰部两侧3遍。②侧拳搽腰两侧3遍。③中指近端指间关节突点揉肾俞、肝俞、脾俞、胃俞、关元俞、足三里、委中、承山穴,每穴1分钟,用补法。④掌擦腰阳关、命门、肾俞3分钟。⑤拳叩背、腰部及下肢3遍。

[疗效观察]经治疗2个疗程(30次)后,腰痛明显减轻;3个疗程后,有时还会有腰部酸胀感,后经巩固1个疗程,腰部活动已无不适症状。

10. 腰椎后小关节紊乱　腰椎后关节的关节面呈矢状面。处于低位的腰骶后关节面则为冠状位,若后关节的关节囊及椎体周围韧带松弛,腰椎的活动范围就会增大,这时如果运动超范围,或体姿不当,很容易造成局部软组织损伤,而致腰椎后关节错位,带来的主要症状就是持续性腰痛。

[临床表现]腰部持续性疼痛,后伸活动受限,有外伤史,腰部疼痛多在棘突旁1～5 cm处,严重者可向臀部及大腿后侧放射,影响行走。

[中医辨证]肾虚,气滞血瘀。

[治疗原则]补肾壮腰,行气活血。

[病例介绍]张××,女,40岁,农民,2003年6月2日就诊。前日在家喂猪,将一盆猪食端向猪舍过程中,因起身过急,闪了一下腰,当时只觉得腰部一软。第二天起腰部不适感渐重,隐隐作痛,且腰酸支撑无力。时见:面色不荣,左手叉腰,躬身而行。查体:腰部肌肉紧张,L4～S1左侧压痛明显,直腿抬高60°,4字试验阴性,用力咳嗽下肢放射痛不明显。X线摄片提示:脊柱左侧弯,L5棘突稍左偏。印象:L4～L5后小关节紊乱。

[**中医诊断**]腰痛,气滞血瘀,经络受阻。治则:行气活血,通经止痛。

[**手法治疗**]①中指近端指间关节突点振中渚、后溪、委中、承山穴,每穴 2 分钟。②并指握拳,用近端指间关节突拨腰部 3 遍。③做腰部侧身扳,左右交替。④做腰椎定点后伸扳。⑤拳叩腰、腿部 3 遍。

[**疗效观察**]经治 1 个疗程(15 次)后,腰骶部疼痛大幅减轻;2 个疗程,临床症状消失,腰腿活动已无不适。

11. 腰椎间盘突出症　因腰椎间盘退行性改变,导致腰椎平衡失调,造成纤维环破损,髓核突出,刺激腰椎附近的神经、血管,而产生剧烈的腰腿疼痛。本病多发于青壮年,但近年来,发现患者的年龄有所上升。下腰部是本病的好发部位,尤以 L4、L5 和 S1,发病概率较高,可达 60% 以上。多数腰椎间盘突出发生于单侧,少数发生于中央位。

[**临床表现**]病人自诉腰痛,腰酸无力,不能挺腰直立。咳嗽时疼痛会向患侧下肢放射,沿坐骨神经走向,向臀部延伸至大腿后侧、小腿后外侧甚至足背。屈膝屈髋,休息后,可使疼痛减轻。患者时感下肢麻木,日久下肢肌肉萎缩。中央型腰椎间盘突出的患者,会出现下肢左右侧交替性疼痛。体检:患椎棘突偏歪,其棘突上下棘间隙一宽一窄,患处棘上韧带有隆起的现象,压痛明显,并向下肢放射。X 线检查:腰椎生理弧度变形,脊椎侧弯,椎间隙变窄,可见前宽后窄,病变椎间盘突出,挤压硬膜囊。

[**中医辨证**]肾虚体弱,筋骨错位,气滞血瘀。

[**治疗原则**]补肾壮骨,益气活血,通络止痛。

病例介绍:王××,男,50 岁,转业军人,1993 年 6 月 11 日就诊。主诉:腰部酸胀疼痛,牵及左侧臀部及左下肢,伴间歇性麻木感。不能挺直腰部行走,已 2 年余。曾在多处就医,做过腰椎 X 线摄片检查,提示:腰椎退行性改变,L2～L3,L4～L5 椎间盘膨出。来诊时,主症如前。专科检查:屈颈试验弱阳性,直腿抬高试验 40°,加强试验阳性。脊柱触摸,向左侧弯曲,腰椎诸椎棘突旁有深压痛,以左侧为重,并有左下肢放射痛。令用力咳嗽,可引发左侧腰部疼痛。左下肢皮肤发凉,触觉减弱。下肢肌肉未见明显萎缩。CT 检查示:腰椎序列正常,生理弧度偏左侧弯曲,腰椎多个椎体及小关节边缘见骨质增生,L2～L3,L5～S1 椎间盘膨出,L4～L5 椎间盘向左后方突出,相应硬膜囊受压。诊为:腰椎退行性改变,腰椎间盘突出,见图 9－10、图 9－11。

[**中医诊断**]骨错缝,筋出槽,气血瘀阻。治则:整骨复位,理筋通络,行气活血。

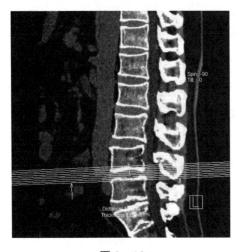
图 9 - 10

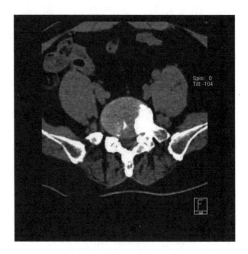
图 9 - 11

[**手法治疗**]①整腰手法(详见前"指腕肘关节主要手法"一节)。②中指近端指间关节突点揉肾俞、环跳、委中、承山、足三里、阿是穴,每穴半分钟,用平补平泻法。

[**疗效观察**]每周治疗 2 次,2 周后复查,CT 片见图 9 - 12,腰椎排列明显得到纠正。经治 2 个月后,腰痛及下肢麻木感消失,仍有腰酸无力感觉。又巩固治疗 2 周后腰部活动正常,已无不适。

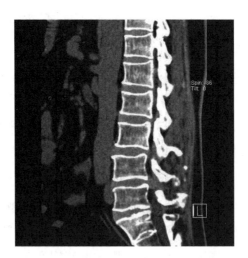
图 9 - 12

12. 腰椎退行性改变(骨质增生症) 45 岁以上中老年人群中,均有不同程度的脊椎退行性改变,系人体老龄化的过程。但如果椎体软骨变性,椎间隙变窄。椎体边缘骨质增生,椎间小关节增生,挤压到周围的血管、神经、韧带、肌肉、筋膜,则会产生许多病理性症状。

[**临床表现**]腰背部或腰骶部疼痛,下肢放射痛。晨起腰部僵硬,不能久坐,会产

生腰部坠胀感,不耐劳累,腰部活动受限。严重者腰肌痉挛,不能行走。体检:脊柱两侧肌肉僵硬,增生处压痛明显。直腿抬高试验阴性。X线摄片检查可见:胸腰椎曲度改变,脊柱侧弯,后凸,椎体边缘毛糙、增生,严重者还可见到椎体上下缘增生处形成骨桥。

[**中医辨证**]肝肾两虚,气血瘀阻,筋肉不荣。

[**治疗原则**]补肝益肾,行气通络,活血止痛。

[**病例介绍**]于××,女,45岁,机关文秘员,2008年4月16日就诊。长期从事室内文字工作,久坐而很少到室外做体育活动。经常腰酸背痛,下蹲或卧床起身时,腰部胀痛,僵硬不能自便。2天前,因迁居新房,参与室内家具整理,在搬移冰箱时,腰部又闪了一下,当天感觉不大,今晨起时困难,腰部酸痛无力,站立行走艰难。咳嗽牵引腰部疼痛。时见:面带苦容,右手撑腰,行走困难。查体:背腰部肌肉发紧,下腰部右侧触及痛敏感,局部稍见高启。脊柱稍向右侧弯曲。直腿抬高试验60°,屈膝屈髋试验阳性。核磁共振成像(MRI)检查示:腰椎骨质增生征象,L5～S1椎间盘轻度向后突出,硬膜囊稍受压变形。诊为:腰椎轻度退行性改变,L5～S1椎间盘轻度突出,见图9-13、图9-14。

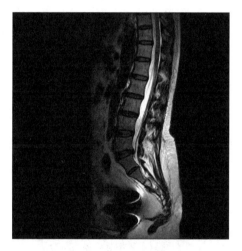

图 9-13

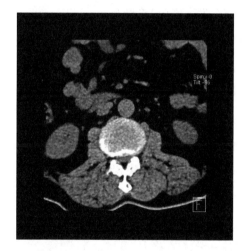

图 9-14

[**中医诊断**]腰痛,肝肾亏虚,气血瘀阻。治则:疏经通络,活血止痛,补益肝肾。

[**手法治疗**]①并指握拳,用近端指间关节突拨腰旁足太阳膀胱经3遍,再从上至下直推3遍。②侧腰扳,左右各1次。③仰卧位,双膝过屈压扳2次。④双拳叩击背、腰、腿3遍。⑤拉抖下肢,左右各1次。

[**疗效观察**]经1个疗程(15次)后,腰背疼痛明显减轻,腰酸僵硬明显改善,已无下肢放射痛。经2个疗程治疗后,症状消失,腰部活动正常,病人主动要求再巩固治疗1个疗程。

13.腰椎椎管狭窄　多数是由于椎体退行性改变造成腰椎椎管、神经根通道或椎间孔变窄,神经根及马尾神经受挤压,而产生一系列症状。如:腰腿疼痛,下肢沉重无力,间歇性跛行等。也有因外伤所致,椎体骨折或先天畸形而致。

[临床表现]45 岁至 65 岁年龄的中老年人,长期慢性腰腿痛,往往会在站立、行走时间久后,出现间歇性跛行。在弯腰、下蹲、平躺休息之后,症状会减轻。腰部疼痛往往会牵涉到下腰骶两侧,下肢沉重、麻木、无力,久行后加剧。严重者还会影响大小便的排泄。体检:直腿抬高试验可出现阳性。患侧下肢胫前肌和趾长伸肌可能肌萎缩,小腿外侧痛觉会减退,跟腱反射会消失。有的患者马鞍区感觉麻木。X 线摄片检查:可见椎体骨质增生明显,椎弓根增粗,根间距变窄,椎板增厚,密度增高。侧位片可见椎间隙变窄,椎弓根变短,甚至椎体滑脱。椎管造影检查可见:节段性腰椎狭窄,部分受阻,侧位片可见碘柱较细,若前后径小于或等于 8 mm 时可确诊为“椎管狭窄”。

[中医辨证]肾虚体弱,气滞血瘀。

[治疗原则]补肾壮骨,化瘀通督。

[病例介绍]曹××,女,59 岁,农民,1998 年 5 月 23 日就诊。自诉腰腿疼痛已有 5 年,经多处求医,诊断不一,有称腰椎间盘突出症,有称肥大性脊柱炎,也有称慢性腰腿痛。打过许多针,吃过许多药,治疗效果均不显著。近来病情有所加重,腰痛几近不能行走。患者非常害怕会瘫痪。来诊时满脸愁容,右手叉腰,试足跛行。感到下腰沉重,僵硬。之前直立做事时间一长,腰就会痛,有时向下肢放射。若及时卧床休息,就会有所减轻。专科检查:屈颈试验、直腿抬高试验均呈阳性。腰骶部马鞍区,右侧小腿外侧触觉下降,跛肌力较弱。CT 检查示:“腰骶椎序列正常,诸椎体增生性改变。L2~L5 椎间盘均有突出,硬膜囊受压,L4~L5 水平椎管狭窄。马尾信号未见异常”。印象:腰椎椎管狭窄症,见图 9-15、图 9-16。

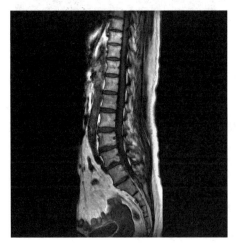
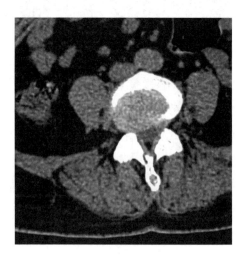

图 9-15　　　　　　　　　　　　　　　　图 9-16

［**中医诊断**］腰痛，肝肾亏虚，椎脉不畅，气血瘀阻。治则：补肾壮骨，化瘀通智。

［**手法治疗**］①整腰手法（详见前"指腕肘关节按摩主要手法"一节）。②肘尺骨鹰嘴突点揉肝俞、肾俞、志室、腰阳关、脾俞、大肠俞、腰眼、环跳、委中、悬钟穴，每穴半分钟，用平补平泻法。③中指近端指间关节突点按中渚、后溪、足临泣、太冲穴，每穴半分钟，用泻法。④侧拳搽腰、腿部3遍。

［**疗效观察**］经治2个疗程（30次）后，腰部僵硬，疼痛明显改善，但仍觉腰部无力。经治4个疗程后，诸症消失，屈颈试验、直腿抬高试验均转阴性。

14. **臀上皮神经损伤**　位于腰神经1、2、3分支，经髂嵴上方达臀部上方的臀上皮神经，在腰部、臀部肌肉、筋膜损伤后，会受到牵拉和压迫。日久会产生粘连，形成条索状结节，由此带来的刺激，反射到脊神经或中枢神经，出现臀部及下肢部疼痛。

［**临床表现**］一侧腰臀部疼痛，甚至撕裂痛，牵引到同侧下肢的后侧，但一般疼痛不过膝。弯腰受限，起身也困难，尤在起坐时腰痛无力，往往起坐难立。体检：在患侧髂嵴中点，直下3～4cm处，往往可触及一可活动、高起的绳索样结节，触痛敏感。直腿抬高试验可呈阳性。

［**中医辨证**］气血瘀阻，经络不畅。

［**治疗原则**］行气活血，疏经通络。

［**病例介绍**］孙××，男，13岁，小学生，2005年5月20日就诊。昨天放学途中与同学一起追逐玩耍，从高处台阶往下跳，不慎摔倒，右侧臀部着地，当时就不能站立，由同学背至家中。今天上午前来就诊。时见：右下肢不能支撑行走，右臀部疼痛，不予触碰。查体：右侧臀部稍有肿胀，触痛敏感，右髂嵴下深压可触到一细条状肌索，疼痛有向下肢放射感。患肢直腿抬高试验40度。X线摄片检查：排除骨折。诊为：右侧臀上皮神经损伤。

［**中医诊断**］跌损伤筋，气滞血瘀。治则：行气活血，理筋复损，化瘀止痛。

［**手法治疗**］①并指握拳，用近端指间突分拨腰骶及骶髂部、臀部，先健侧、后患侧，各3遍。②中指近端指间关节突点振阿是穴。③掌根揉患侧臀部5分钟。④食指近端指间关节突点按委中、承山、肾俞、足临泣、患侧八髎穴，每处1分钟，用平补平泻法。

［**疗效观察**］经治疗3次后，臀部、腿部疼痛明显减轻；治疗6次后，臀、腿部已无疼痛感，恢复正常活动。

15. **梨状肌损伤**　梨状肌是臀部髋关节的旋外肌。起于骶骨前面，经坐骨大孔向外，止于股骨大转子的上方。该处肌肉损伤多由髋关节过度运动所致。尤其是下肢外展、旋外,或蹲位变直立时,被牵拉而致。也有因外部感染,如妇女盆腔炎、附件炎而引起。还有一部分由于坐骨神经的走向先天变异所致。总之,不是先天缺陷,就是后天急性、慢性损伤或炎症而造成。

[临床表现]疼痛多发生于一侧臀部,有"刀割"或"烧灼"样感觉,咳嗽或在大便腹压增高时,疼痛加剧,并向下肢外侧放射。若身体半屈位时,疼痛会有所减轻。体检:手触摸臀部梨状肌投影部位的深处,可摸到条索样结节,深压时疼痛向患侧下肢外侧放射。髋内收内旋受限,并有疼痛感。直腿抬高 60 度以内有疼痛感,超过 60°时疼痛会减轻。X 线摄片检查多无异常。

[**中医辨证**]腰腿痛,气滞血阻,经络不畅。

[**治疗原则**]疏经通络,复筋止痛。

[**病例介绍**]朱××,男,45 岁,保安员,1999 年 10 月 16 日就诊。自诉坐骨神经痛 2 周,导致近日行走跛行,夜眠不宁,影响正常工作。经家人及同事多次催促,才前来就医。时见:行走跛行,右侧下肢行动受限。查体:右侧臀部压痛明显,并向下肢放射。局部无明显肿胀,直腿抬高试验 25°,加强试验阳性。下蹲试验阳性。X 线摄片检查:腰骶部、髋关节未见异常。诊为:右侧梨状肌损伤。

[**中医诊断**]腿痛,筋伤络阻,气血不畅。治则:疏经活血,行气通络。

[**手法治疗**]①并指握拳,用近端指间关节突分拨腰骶及臀部,先健侧再患侧,各 3 遍。②肘关节鹰嘴突点拨梨状肌后沿梨状肌走向自内上向外下压推 2 遍。③掌根揉患侧臀部 5 分钟。④中指近端指间关节突点揉肾俞、八髎、委中、委阳、承山、足临泣穴,每处 1 分钟,用平补平泻法。

[**疗效观察**]经 1 个疗程(15 次)后,臀部胀痛明显减轻,偶有下肢放射痛;2 个疗程后诸症消失,行走如常。

16. 腓肠肌痉挛　腓肠肌是小腿三头肌浅层肌肉,内侧头起于股骨内,外侧头起于外侧髁后,向下延伸为跟腱,止于跟骨结节。腓肠肌对人体站立可起到重要作用。若人的下肢运动受力过度,会使小腿肌肉强力收缩或牵拉,或受到寒凉的刺激导致肌腹僵直、疼痛。体检:小腿肌肉紧张挛缩,局部隆起,触痛明显,下肢不能活动,僵直。

[临床表现]由于受到寒凉的侵袭或运动过度,均会引起小腿后侧肌肉挛缩僵硬,甚或产生剧烈的抽搐,小腿屈曲受限,不能行走。

[**中医辨证**]肌筋挛痛,经络受阻。

[**治疗原则**]疏经通络,解痉止痛。

[**病例介绍**]王××,男,42 岁,农民,1998 年 7 月 22 日就诊。自诉中午在田间除

草,因天气炎热,出汗不止。为了降温,随即在田边小渠里洗了个冷水澡。回到家中,又用凉水洗了脚。后突感下肢发僵,左足趾僵直不能活动,左小腿肚阵发性抽痛,难忍。家人手忙脚乱揉搓小腿未能缓解,随即送到我处就医。时见:一脸痛苦,由家人从车上背至诊床上。查体:左侧小腿肌肉紧绷,触之板硬;左足趾僵直,尤以第4足趾勾僵。无其他病史。诊为:左下肢腓肠肌痉挛。

[中医诊断]小腿转筋,经络受阻,肌筋挛痛。治则:疏筋解痉,活血止痛。

[手法治疗]①掌握左足,患者仰卧于床,医者沿足背方向推伸,持续5分钟。②食指近端指间关节突点揉委中、承山、足三里、阳陵泉,各2分钟,用泻法。③患者取俯卧位,医者双掌交替,掌擦患肢小腿部5分钟。④单手拿揉左小腿肚,自上而下反复5遍。⑤单手拇、食指点拿太溪、昆仑穴2分钟。⑥双掌侧掌交替叩击患侧小腿后侧2分钟。

[疗效观察]经一次治疗痉挛消失,疼痛缓解;3次治疗症状消失,行走自如。

17.足跟痛　指足跟部周围疼痛不适,行走受限,多发生在40至60岁人群。足跟部是人体重力集中承压部位。人体的重力在跑步、行走、运动时,发力支持大都集中在跟底部。而维持这些功能的组织如跟骨、跟腱、跟腱滑膜囊、跟骨滑膜等,随着人体的衰老,新陈代谢的减退,会逐渐老化,易劳损。如果再受到外来的刺激如风寒、凉水等,就会加重劳损,产生慢性疼痛。

[临床表现]足跟或底部疼痛,局部肿胀,受挤压时,疼痛加重,行走跛行,甚至脚不能着地。查体:足跟稍肿胀,压痛点多在跟骨后上方和跟骨结节处,足踝屈拉阻力下降。X线摄片检查:可见跟骨后方透亮三角区模糊,跟结节外侧突前形成骨刺。

[中医辨证]肾虚筋骨失养,气滞血瘀。

[治疗原则]补益肝肾,舒筋活血。

[病例介绍]吕××,女,56岁,退休教师,2000年9月17日就诊。自诉:退休前在班级上课时,就常感站立时间久了足底胀痛,至今已有3年多时间。后因教学繁忙,加上病情时轻时重,一直没抽出时间看病。退休以后,走路稍远一点,尤其在行走停息后,左足底疼痛明显。查体:左足无畸形,足底稍有肿胀,叩击足掌后部时疼痛明显。X线摄片检查:左足跟骨底见长0.5 cm骨质增生,形成刺状。诊为:左足跟骨骨刺,跖筋膜炎。

[中医诊断]足跟痛,肝肾亏虚,筋骨失养,筋结血瘀。治则:补肝肾,壮筋骨,散结化瘀,理筋止痛。

[手法治疗]①并指握拳,用近端指间关节突横拨左足底3遍。②食指近端指间

关节突点揉阿是穴。③手握足趾,背屈踝关节 3 次,再摇踝关节 2 分钟。④拳叩左足底 3 遍。

[**疗效观察**]经治疗 10 次,足底疼痛明显减轻;2 个疗程结束(30 次)时,疼痛消失,行走自如。

18. 腱鞘囊肿　好发于腕背和足踝周围,或腘窝处。多因劳损和外伤所引起。腱鞘囊肿与关节囊或腱鞘紧密相连,由此与腱鞘滑膜腔相通。囊体有单房和多房之分,囊壁属纤维结缔组织,囊内为黄色透明胶冻样黏液。

[**临床表现**]多数无特殊感觉,于无意中发现肿物隆起,指压有胀痛感,皮质充盈。查体:肿块在皮下可活动,表面坚硬,但有弹性。

[**中医辨证**]痰凝气滞。

[**治疗原则**]行气化痰,消瘀止痛。

[**病例介绍**]张××,女,33 岁,纺织工人,2003 年 11 月 6 日就诊。自诉:半年前无意中发现右手背出现圆形隆起物,质硬,挤按有滑动,稍有酸胀感,因不影响工作、生活,一直没有医治。近来发现有所变大,不时碍手,怕生异物,故来就医。查体:右手背近腕部桡侧,有 2 cm×1.8 cm 的皮下囊肿,皮色正常,边缘清晰,质硬,推之可动,有压痛,余无不适。诊为:右手背腱鞘囊肿。

[**中医诊断**]痰湿阻滞。治则:疏经通络,化痰消积。

[**手法治疗**]①食指近端指间关节突,先予囊跟部周围点揉 5 分钟。②从囊肿顶点端向四周边缘点推 5 分钟。③用拇指指腹在囊边缘推挤 5 分钟。④待囊肿在皮下破裂后,取一枚 1 元硬币,经酒精消毒后,用纱布包裹,正压在囊顶端,再用纱布绷带加压包扎,2 日后拆除。

[**疗效观察**]经一次治疗,囊肿消失,2 个月后再次复发。又做一次治疗,后未再复发。

19. 下颌关节脱位　这里讨论的是相关外伤性闭合性关节脱位的治疗。以下的关节脱位均指这一类。

颞颌关节是由颞颌关节结节和关节窝与下颌和下颌骨关节窝两侧髁状突及其间的关节盘所构成。下颌关节脱位对人的饮食、语言、歌唱及脸部的表情均影响很大。所以治疗需及时、快捷、准确、安全。临床常见的是单侧和双侧两种类型,且多为前脱位,即下巴向前脱位。造成颞颌关节脱位的原因有三种:一是张口用力过大,如大笑,打哈欠或做口腔检查时,使用开口器不当,均可导致颞颌关节脱位;二是侧面暴力打击,使关节囊侧壁韧带和咀嚼肌张力失去平衡,下颌骨向一侧扭动而产生单侧脱位;三是体质虚弱,导致关节周围韧带松弛,在张大嘴咬硬食时,造成脱位。

[**临床表现**]双侧脱位患者,下颌骨下垂,前突,下列齿突出于上列齿之前,口呈半开合状,口不能闭合,不能讲话,面呈苦愁状。单侧脱位者,可见口角歪斜,口呈半开合状,语音不清,口角流涎,下颌低于健侧并偏斜。体检:颧骨下能触及高起的骨状突,耳屏前方明显凹陷。如果是外伤所致,还可见面颊肿胀,皮下青紫色瘀血斑。X线检查:可见明显的下颌骨前脱位,亦应排除关节骨折情况。

[**中医辨证**]筋络受损,气滞血瘀,伴气血虚弱。

[**治疗原则**]骨合位,筋复槽,补益气血。

[**病例介绍**]吴××,女,51岁,工人,2004年10月22日就诊。患者于吃饭时啃猪脊骨头,因张口过大,使双侧下巴脱位,口不能闭,话不能言,已有2个小时。几年前也曾因开口大笑,张嘴过大,引起过双下巴脱位。来诊时不能言语,以手势交流。经家人详细介绍发病经过。时见:神情紧张,脸颊畸形,两侧颧骨后及耳屏前凹陷,颧弓下突起,下颌骨下落位。舌有紫气,脉弦,无其他病史。

[**中医诊断**]颌颊脱下,骨移位筋分离,经伤络损。治则:理筋合骨,行气活血。

[**手法治疗**]令患者背靠墙壁端坐,抬头正视前方,全身放松。医者双手拇指包裹消毒纱布3层,站于患者对面,双拇指伸入患者口中,分别压放在口内下列齿突上,并将其余四指并拢,从口外托稳下巴。让患者头贴靠在墙面上不能移动。用语言分散患者的注意力,这时,医者双拇指同时用力向下压,并倾身将双拇指向患者脑后方向推送,片刻即可感到指下有滑动感,迅速顺势将双拇指从嘴颊旁侧抽离齿面。复位后休息片刻,医者可用拇指指掌关节处,在颞颌关节处轻揉2分钟,然后用纱布缠绕下颌,保留一周。

[**疗效观察**]整复一次成功,术后3天即可正常饮食、讲话。追访至今未再复发。

20. 腕关节脱位　指桡腕关节或腕掌关节脱位,闭合性腕关节脱位,新发的脱位治疗并不困难。如果治疗不及时,或治不得法,会留下功能障碍。腕关节脱位,一般均因外力作用而引起。如跌仆、搏击运动或车祸等。如同时见骨折并皮损,需外科手术处理。本法只适用于闭合性无骨折型的治疗,腕关节脱位,多见腕背伸,手掌撑地后,使腕骨向背侧或桡侧脱位,而腕掌关节脱位则多由间接暴力而致,受力后可使多根掌骨同时向背侧脱位。

[**临床表现**]腕部肿胀疼痛,功能障碍,体检可触及腕背明显有突起,压痛。X线检查可辅助排除骨折存在。

[**中医辨证**]跌仆损伤,骨骺错位。

[治疗原则]合骨理筋。

[病例介绍]于××,男,15岁,中学生,2002年5月15日就诊。今天上午在学校参加拔河比赛时,因集体用力过猛,全队摔倒,被他人挤压在身下,左手撑地,起身时发现左手腕变形,手背隆起。在告知老师后即由校医护送,前来我处就诊。时见:左手背近掌腕关节处突起,触痛敏感,指下坚硬,稍做摇动未感觉到骨擦音。随即做X线摄片检查,示:近端腕骨排列紊乱,未发现骨折。诊为:腕掌关节脱位。

[中医诊断]腕骨错位。治则:整骨复位,理筋复络。

[手法治疗]助手站于患者身后,双手挎肩握住腕关节上方,医者面对患者,双手拉住患腕,让助手同时反向用力牵引,持续3分钟。医者在保持牵引力的情况下,双手拇指将手腕高出面下挤,并稍做左右扭动,这时多可复位。复位得到确认后,可将腕关节稍做屈伸、摇转,然后用双掌掌根合揉腕关节上下侧3分钟。最后将其背伸位,小夹板固定一个月。

[疗效观察]经一次整复,2周后复查,腕关节平复完整,重新固定包扎。2个月后自行拆除外固定,手腕活动良好。

21. 肘关节脱位　肘关节由肱骨滑车、尺骨上端半月切迹、肱骨小头、桡骨头所组成。肘窝中部有肱动脉和正中神经通过;肘部前外侧有桡神经通过;肘后内侧有尺神经通过。肘部三点骨性标志:由肱骨内外髁和尺骨鹰嘴组成,肘伸直时,这三点成一线。屈肘90°时,这三点大约形成等边三角形。如果肘关节脱位,以上的解剖标志形态均不成立。肘关节脱位,多由传递暴力或杠杆力造成,跌倒、手撑地常会造成脱位,脱位的类型有四种:肘关节向前脱位,肘关节向后脱位,肘关节侧脱位(又分向内、向外两种)。

[临床表现]前脱位可见肘后空虚,肘关节变形,患肢前臂变长,体检可在肘前方触摸到滑脱的尺骨鹰嘴。X线检查可确诊并可判断有无骨折。后脱位可见肘关节固定于微屈位约130°。肘窝前饱满,前后径增宽,前臂变短,肘后上方有凹陷。体检:肘前可摸到肱骨下端,肘后可触到尺骨鹰嘴和肱骨头。"肘三角"变形,等边三角形被破坏。X线检查:可帮助判断脱位的同时是否存在骨折。内侧脱位多由肘内翻伤所致。合并肘外侧副韧带、关节囊等软组织严重损伤。体检:肘部内外径增宽,肱骨外髁明显突出,尺骨鹰嘴、桡骨头向内侧移位。X线摄片检查:见尺骨鹰嘴、桡骨头移位于肱骨内髁内侧。同时要注意有无骨折存在。外侧脱位:多由肘外翻造成,外形可见肘内外径变宽,前臂与肱骨纵轴线改变,前臂向外移位,前臂呈旋前位,肱骨内髁明显突出。鹰嘴位于外髁的外方,可触及桡骨头。X线摄片检查:尺骨半月切迹与外髁接触,桡骨

头移向肱骨小头的外侧。同时要注意是否伴有骨折。

上述肘关节脱位,均同时伴有肘关节周围软组织的损伤,均可见局部肿胀、畸形、肘关节被动运动障碍,疼痛明显。均有外伤经历。

〔**中医辨证**〕肘脱臼,骨移筋伤,气血失畅。

〔**治疗原则**〕理筋复位,行气活血。

〔**病例介绍**〕杨×,男,14 岁,中学生,1996 年 4 月 13 日就诊。于下午体育课上参加足球训练时,被人从侧面撞倒,右手撑地。起身时感觉肘部疼痛,后发现肘关节变形,不能活动。当时不知所措。在任课老师的关照下,带来我处就医。查体:右肘尺骨鹰嘴明显后移,前臂变短,肘关节活动受限,肘部骨性三角标志变形,肘后上方空凹,肘前有骨性突起。将肘关节稍做扭转,未闻及骨擦音,手部活动尚好。X 线摄片检查:肘关节后脱位,未见骨折。

〔**中医诊断**〕肘骨脱臼,筋伤气滞。治则:整复合位,理筋复络。

〔**手法治疗**〕患者取仰卧位,患臂置于床边,助手取一直径 5 cm 圆木棍,直立固定于患者肘窝处的床边,双足抵踩住木棍底端,双手握牢木棍,并抵靠在床沿,控制其不能移动,医者站在患者头侧,双手握牢患者的手腕,将木棍贴靠于肘弯处,轻轻地将肘屈曲,待遇到有阻力时,加大牵引屈曲的力度,直至肘关节处有滑动感,即复位成功。休息片刻后,将肘关节试屈伸两次。然后拿揉肘关节 3 分钟,肘屈 90°,绷带悬吊于颈下 1 个月。配合服用中成药三七伤药片 1 周。

〔**疗效观察**〕10 天后患者自行拆除绷带,肘部活动逐渐恢复,经追访,无后遗症。

22. 肩关节脱位　指的是肩肱关节脱位。主要有三种类型:一是喙突下脱位,二是盂下脱位,三是锁骨下脱位。一般间接暴力造成脱位较多。如:侧身跌倒,患肢外展、外旋。手掌或肘部着地及作用力传至肱骨头,使其冲破关节囊前壁,滑至肩前喙突下间隙,形成喙突下脱位。若反作用力较强,则肱骨头可被推到锁骨下部,形成锁骨下脱位。如若跌倒时手撑地,反作用力使上肢过度外展,肱骨头受力向前下方滑脱,就会造成盂下脱位。肩关节脱位的同时,几乎不可避免地伴随关节囊的撕裂和肩关节周围软组织的损伤,甚至会造成肩胛盂边缘撕裂性骨折,肱骨头骨折,或肱骨大结节骨折,还会带来腋神经的损伤。这些都是在整复前所必须诊断清楚的,否则绝不可盲目上手。

〔**临床表现**〕面带苦容,健手扶肩。肩峰下凹陷,肩关节畸形,局部疼痛肿胀,上臂自我固定于肩外展 20°方位,不能活动。若神经受伤,还会感到手及前臂有麻木感。查体:在喙突下,腋窝处或锁骨下可触及脱位的肱骨头。搭肩试验、直尺试验均呈阳性。

X线摄片检查,可协助判断脱位的类型和有无骨折情况。

[**中医辨证**]肩骨脱位,筋伤气滞。

[**治疗原则**]整骨复位,理伤活血。

[**病例介绍**]周××,男,32岁,农民,1992年10月23日就诊。患者自诉下午在田中收完玉米,将玉米秆装满牛车,往家赶运的路上不小心遇到了一个小土坑,车轮不慎陷入坑中,不能前行。患者赶到车前一手牵住牛鼻子,一手挥动鞭子,使劲赶牛拉车,因牛突施猛力将车拽出土坑,同时撞倒了患者,并将患者挤翻到路边的沟渠中。患者顿时就感觉左肩背疼痛,不能动弹,过了许久,有路过的人发现,才将其扶起,急送我处就医。时见:左肩部凹陷畸形,左臂内收保护位,左侧面部及左手肘部表皮擦伤。查体:手、腕、肘关节活动尚好。X线摄片检查示:肱骨头盂下脱位,未见有骨折。

[**中医诊断**]肩解筋伤。治则:整骨复位,理筋活血。

[**手法治疗**]患者仰卧,医者站于患侧,让病人消除紧张情绪,双手握住患肢手腕上方,将患肢外展45°,使用顺势之脚置于患肢腋下,利用人体的重力和腿脚的蹬力,将患肢持续牵引,同时将患肢做左右轻度旋转,往往于此时可感觉到关节的滑动感或响声,即复位成功。接着拿揉肩关节及上臂5分钟,再做轻度外展内收,然后用小夹板、纱布绷带外固定、左臂屈肘90°悬吊颈下1个月。

[**疗效观察**]一次治疗肩关节复位。1个月后拆除局部外固定,可适量恢复锻炼。3个月后完全恢复正常功能,追访无后遗症。

23. 髋关节脱位　髋关节是人体最大的关节。由球状的股骨头和深凹的髋臼所构成,髋关节周围有许多软组织分布,将髋关节牢牢地固定住,一般不会自行脱位。但在关节囊内下方与后下方有薄弱环节。当髋关节在屈曲、内收和轻度内旋时,关节囊处于松弛状态,如果此时在一定的体位,并遭一定方向的暴力时,会造成脱位。临床根据股骨头脱位的位置,常分为三种类型:前脱位、后脱位和中心型脱位。其中髋关节后脱位比较常见。前脱位大多是髋关节处于过度外展外旋时,在外力作用下,使大粗隆顶端与髋臼上缘撞击,以此为支点,在杠杆作用下,迫使股骨头突破关节囊前下方薄弱处,造成前脱位。后脱位发生情况比较复杂,可因坐位,膝前方顶撞在硬物上;抑或在撞车时、高处坠落时,人体当时处于屈髋位,而造成闭合型脱位;也可因弯腰姿势下被倒塌的房屋压伤时,暴力从膝前方向后冲击,使股骨头冲破关节囊而向后脱位。无论何种脱位都同时伴有髋关节周围软组织损伤,甚至有骨折的可能。中心型脱位往往伴有骨折,就不在这里详述。X线检查,可帮助判断为何种脱位,判断有无骨折存在。

[**临床表现**](1)后脱位:髋关节剧痛,不能移动和站立。髋部肿胀,臀后有隆起,

患肢呈屈曲、内收、内旋状;(2)前脱位:髋前部肿胀疼痛,髋关节功能障碍,患侧大粗隆区平坦或内陷,可在腹股沟前摸到球形股骨头,患肢屈曲变长,呈外展外旋状。无论哪种脱位,如伴有骨折,还会有相应的其他症状和体征。

[中医辨证]髀枢离位,筋脉离槽。

[治疗原则]整骨复位,理筋活血。

[病例介绍]林××,男,28 岁,体育学校学生,2009 年 9 月 21 日就诊。昨天在学校与同学训练摔跤时,双方肢体激烈接触,被对方摔倒在地后不能起身,被对方架起,右腿不能抬步,髋部疼痛,随即被送校医室。校医检查后认为有骨折不能处理,又护送至我院。来诊时,自感右侧胯部疼痛,右腿无法支撑。查体:右侧臀部明显隆起,触之圆滑坚硬,右下肢半屈位,内收状态。两下肢明显不等长。异常的神经反射未引出。X 线摄片检查:右侧股骨头移位至髋臼后上方,未见骨折。临床印象:右侧髋关节后脱位。

[中医诊断]髀枢离位,筋脉紊乱。治则:整骨复位,理筋活血,通络止痛。

[手法治疗]患者仰卧床上,自然放松。取两根宽边的软长布带,一根绕患者髂嵴处 2 周,将骨盆绑定在床面。将另一根布带绕患肢膝部腘窝处 2 周,再把布带两头系牢。用一结实的 5 cm 直径圆木棍从布带圈中穿过,嘱分别站在床两侧的助手,双手握牢木棍的两头,并将患肢吊起。医者面对患者,蹲站在床上,将患肢踝背置于裆下,一手屈肘将前臂从患肢腘下穿过,另一手抓牢该手腕。这时令助手轻轻地将木棍上抬,至遇阻较大时,停顿,保持牵引 5 分钟,然后医者与助手合作,在保持牵引的情况下,随医者做"ʃ"形转动。当患肢的髋骨转至最高点时,逐渐放松牵引。这时医者用力将大腿压近腹部,然后将患肢充分外展外旋,接着缓慢伸直下肢。在此过程中会感到手下有滑动感,说明复位成功。然后试将髋关节做屈伸,内旋外展 2 次,看是否在位。接着用拳揉髋关节及骶臀部 3 分钟。最后,用小夹板、纱布固定 1 个月,其间服用跌打损伤中成药,以助恢复。

[疗效观察]经整骨复位后,卧床休息 2 周。3 周后自行拆除固定,可适量功能活动。至 2 个月后,恢复正常学习、生活。

24. 踝关节脱位　踝关节是由胫、腓、距三根骨头组成。当踝关节遭受强暴力创伤时,常伴有骨折。临床单纯性踝关节脱位较为少见,根据有无伤口与关节外相通可将踝关节脱位分为开放性和闭合性脱位。这里主要介绍闭合性脱位。主要可见内侧脱位与外侧脱位两型。踝关节内侧脱位,多因足部过度外翻、外旋而引起。跌伤时,足内侧先着地,致内侧三角韧带拉伤,内上踝多会发生骨折。在外翻应力继续作用下,距骨连同内踝一起向内侧移位。

[**临床表现**]患者踝部肿胀,疼痛明显;皮下瘀血青紫,皮表紧绷发亮,有的可见张力性水疱。足呈外翻外旋位,外踝下凹陷。若伴骨折,稍作活动可闻及骨擦音,X线摄片检查可助明确判断。踝关节外脱位,有跌撞外伤史,踝部肿胀,触痛明显,伸屈活动丧失,外踝高起,内踝下凹陷,同样若有骨折可触及骨擦音甚或假关节。X线摄片可协助确诊。

[**中医辨证**]踝骨移位,筋伤络阻。

[**治疗原则**]整骨复位,活血通络。

[**病例介绍**]章××,女,32岁,小学教师,2003年4月21日就诊。昨天下午下课后在下楼梯时,因学生拥挤,自己不慎踩空了台阶,扭伤了右脚。当时不能站立,在其他老师的扶持下,勉强独肢站立,伤脚疼痛难忍。随即由校医护送至我处就诊。时见:面色痛苦,右脚不能着地。查体:右踝肿胀明显,表皮发紧,足踝外翻,内踝下凹陷,将右踝关节稍做转动,有轻微骨擦音。X线摄片检查示:右距骨向外脱位,腓骨下端撕脱性骨折。

[**中医诊断**]右踝移位,筋伤络阻。治则:整骨复位,理筋通络。

[**手法治疗**]患者侧卧于床上,患肢在下,健肢自然屈曲担在上。助手背对患者,双手握住患肢膝下;医者面向患者,两手握住患肢踝下及足背。与助手合作,同时向相反方向用力,牵引患踝3分钟。在保持牵引的同时,医者先用上侧手的指腹由外向内推压;接着用下侧手的余四指,握住足跟,将踝关节作几次屈伸,然后将足拉挤向内翻位转动。待踝部畸形得到纠正后,再将踝关节做顺逆时针轻摇2次。检查一下外踝还有无未复平之处。若无,拿揉踝关节及小腿3分钟。再用小夹板、纱布绷带作外踝固定,保留100天,回家卧床休息,不能行走,配服跌打损伤中成药。10天后复查。

[**疗效观察**]10天后复查,右踝关节在位。1个月后局部无肿胀,可被动做踝关节屈伸。3个月后,自行拆除外固定,可试走锻炼。4个月可自行走动。

25. 小儿桡骨头半脱位　小儿桡骨头半脱位,俗称小儿牵拽肘,多发生于5岁以下儿童。因此期幼儿桡骨头发育未完全,桡骨头及颈部几乎等长,包绕在外围的环状韧带强性差。在外力的牵拉下,桡骨头外滑时容易被环状韧带卡住,而不能回滑归位,形成半脱位。

[**临床表现**]患儿肘关节不能屈伸,内旋。因肘部疼痛,上肢僵持在伸直位。体检:一般肘部不肿胀,外观也无明显的畸形,但见肱桡关节处压痛明显。X线摄片检查:肘部骨关节无异常。

［**中医辨证**］筋出槽,骨错缝。

［**治疗原则**］理筋活络,整骨复位。

［**病例介绍**］田××,女,3 岁,幼儿园小朋友,2000 年 4 月 25 日就诊。患儿在幼儿园做游戏时,被其他小朋友推倒,躺地难起,委屈大哭,老师急忙前来拉拽,因用力稍大,将左手臂拉脱,更加哭闹。老师随即将其送来我处就医。时见:患儿一脸畏惧,左臂下垂,躲避触碰。即予 X 线摄片检查,排除有骨折后,诊为:小儿桡骨头半脱位,经老师、家长的劝说,小朋友答应与医生合作,接受治疗。

［**中医诊断**］脱骱,骨移筋伤。治则:整骨复位,理筋通络。

［**手法治疗**］小儿直立,助手站于身后,双手握住患儿的患肢上臂。医者面对患儿,一手握拿患侧手腕,另一手拿住肘关节上方,让患儿背脸,此时医者将患肢做垂直牵引半分钟,即刻将手臂内旋,并顺势屈肘至 30°。然后将前臂左右轻度旋转一下,做 2 次肘关节屈伸动作。稍息片刻,嘱患儿用患肢抓抓手,去摸健侧的耳朵,以试复位效果。最后用纱布绷带将患臂悬吊颈下一周。

［**疗效观察**］一次整复成功;一周后肘关节活动自如,恢复正常。

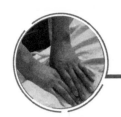

第十章
自我保健按摩方法

一、头面部按摩法

1. 单手中指点揉印堂、额中、神庭、上星、百会、风府、哑门穴，各半分钟，见图 10 - 1、图 10 - 2。

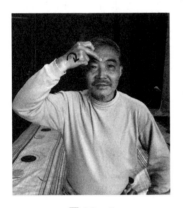

图 10 - 1

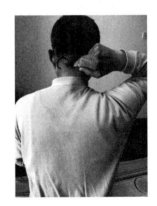

图 10 - 2

2. 双手中指同时点揉攒竹、鱼腰、丝竹空、太阳穴，每穴 1 分钟，见图 10 - 3。

3. 单手食、拇指挤捏睛明、风池穴，每处 1 分钟，见图 10 - 4。

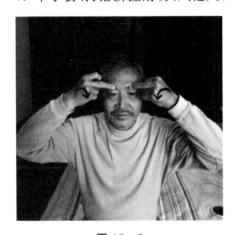

图 10 - 3

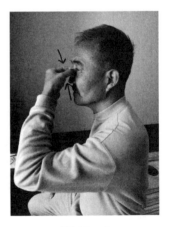

图 10 - 4

4. 双手中指同时点揉承泣、四白、瞳子髎穴，每穴 1 分钟，见图 10-5。

5. 双手食指屈曲，刮眼眶 1 分钟，见图 10-6。

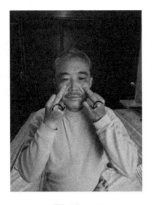
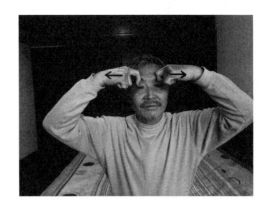

图 10-5　　　　　　　　　　　　　　　　　图 10-6

6. 揉眼球，单手拇指、手背侧鱼际揉 1 分钟，见图 10-7。

7. 双手小拇指桡侧面推揉鼻唇沟至地仓 3 遍，见图 10-8。

8. 双手小指鱼际面轻摩面颊 3 遍，见图 10-9。

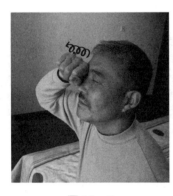
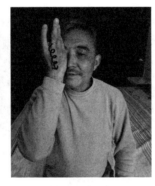
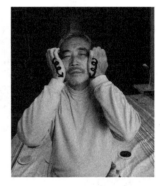

图 10-7　　　　　　　图 10-8　　　　　　　图 10-9

9. 双手拇、食指捻揉鼻子、耳郭各 5 遍，见图 10-10、图 10-11。

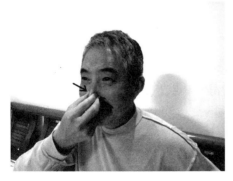
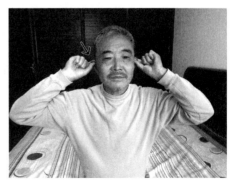

图 10-10　　　　　　　　　　　　　　　　图 10-11

10. 双手中指点揉率谷、角孙、上耳根、瘈脉、翳风、耳门、听宫、听会穴,每穴半分钟,见图 10 - 12、图 10 - 13。

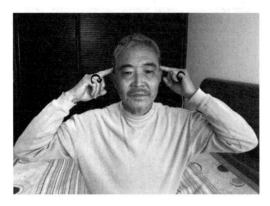

图 10 - 12

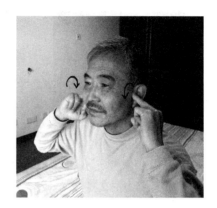

图 10 - 13

11. 双掌对揉全耳面及耳背面各 2 分钟,见图 10 - 14。

12. 鸣天鼓,双掌紧压耳门,然后猛地拉开 15 次。

13. 活动下颌,先左右摆动,后前后摆动,各 5 次,见图 10 - 15。

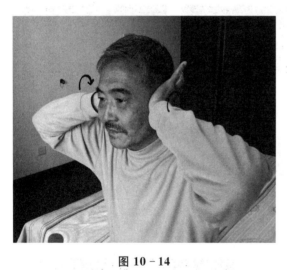

图 10 - 14

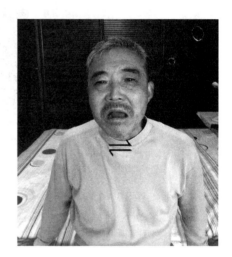

图 10 - 15

14. 叩齿 20 次。

15. 梳理头皮,五指自然伸开呈爪形,浮抓头面 5 次,见图 10 - 16。

16. 散叩头面,双手五指端同时轻叩头面 3 分钟,见图 10 - 17。

17. 触拿头面 3 分钟,见图 10 - 18。

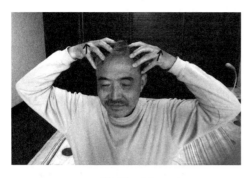

图 10 - 16

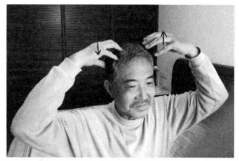

图 10 - 17

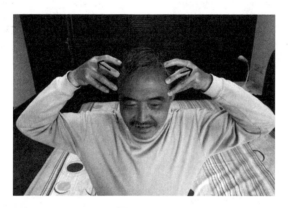

图 10 - 18

二、上肢及胸腹部按摩法

1. 拿揉上肢内外侧,左右侧各 3 遍,见图 10 - 19。

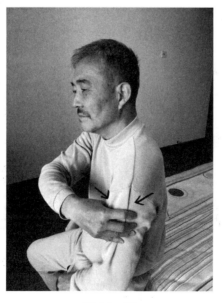

图 10 - 19

2. 屈伸、内收外展上肢关节(指、腕、肘、肩),每处 1 分钟,见图 10 - 20、图 10 - 21、图 10 - 22。

3. 拔伸指关节,每指 2 次,见图 10 - 23。

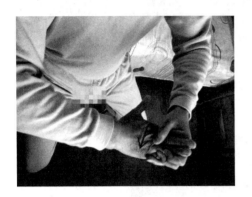

图 10 - 20

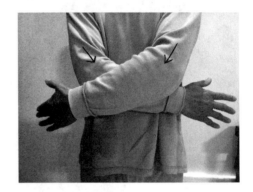

图 10 - 21

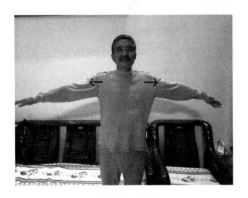

图 10 - 22

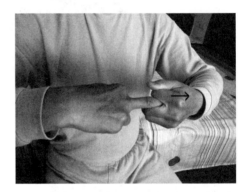

图 10 - 23

4. 摇扭上肢关节(指、腕、肘),每处 2 分钟,见图 10 - 24、图 10 - 25。

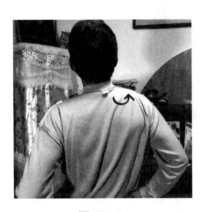

图 10 - 24

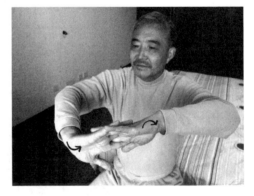

图 10 - 25

5. 扩胸展臂各 5 次(见第八章准备活动一节)。

6. 左右转体甩手,左右各 5 次,见图 10 - 26。

7. 拳掌面拍打上肢 3 遍,见图 10 - 27。

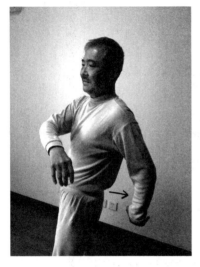
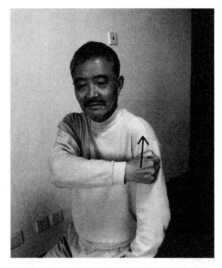

图 10 - 26　　　　　　　　　　　　　　　图 10 - 27

8. 单手分推胸腹部,从正中线向胁部,左右手交替进行,每处 3 次,见图 10 - 28。

9. 双掌直推胸腹部,双掌同时从正中线,锁骨下,自上而下,至耻骨上,反复 5 次,见图 10 - 29。

10. 叠掌揉胸腹部 3 次,见图 10 - 30。

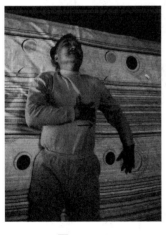
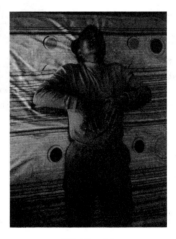
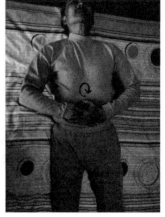

图 10 - 28　　　　　　　图 10 - 29　　　　　　　图 10 - 30

11. 拇指指间关节突点揉璇玑、膻中、鸠尾、中脘、下脘、气海、关元、中极、梁门、章门、京门、期门、大包穴,每穴半分钟,见图 10 - 31、图 10 - 32、图 10 - 33。

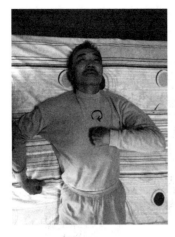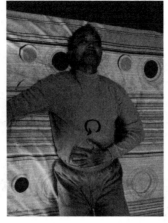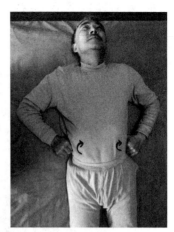

图 10－31　　　　　　　　图 10－32　　　　　　　　图 10－33

12. 单手掌摩腹部 3 遍,见图 10－34。

13. 掌振神阙穴 5 分钟,见图 10－35。

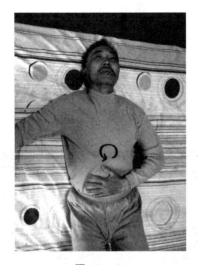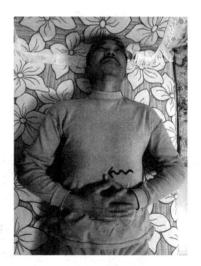

图 10－34　　　　　　　　　　　　　图 10－35

三、颈、肩、背、腰部按摩法

1. 单手食、中、无名指指腹拨颈棘突两侧,左右手轮换进行,每侧 5 遍,见图 10－36。

2. 单手拿颈部 5 遍,见图 10－37。

3. 坐床边,双手扶床,伸屈颈各 10 次,再环转顺逆时针各 5 圈,见图 10－38。

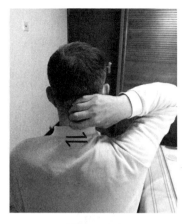
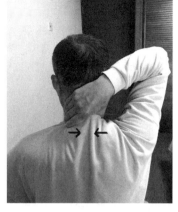
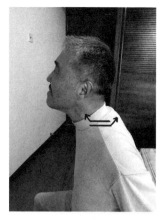

图 10 - 36　　　　　　　　　　图 10 - 37　　　　　　　　　　图 10 - 38

4. 顶法整颈:仰卧床上,双手交叉,双拇指屈曲,置于食指桡侧,然后掌心向上托于脑后,拇指指间关节突顶于第 7 颈椎旁,做颈后伸前屈运动,同时叉手保持手形,逐渐上移,直至枕骨下。如此反复 3 遍,见图 10 - 39、图 10 - 40。

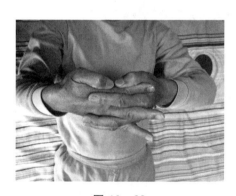
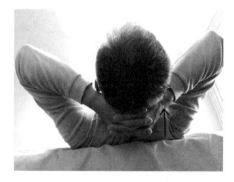

图 10 - 39　　　　　　　　　　　　　图 10 - 40

5. 坐于床边,双手掌撑于床面,先做肩前后扭动 10 次,再做摇肩运动,左右肩方向相反,同时运动 10 次,见图 10 - 41。

6. 侧卧位,上侧手撑于床面,做屈伸运动,单侧 10 次,见图 10 - 42。

7. 寻找一干净墙面,在墙角处,背靠棱角,利用身体的压力,做左右摆动,分拨足太阳膀胱经,左右各 5 遍,见图 10 - 43。

8. 背对墙面,用背部肌肉撞击,力度适中,不适处多撞几次。

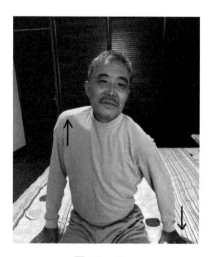

图 10 - 41

9. 侧卧位，自我斜扳腰部，左右侧各 2 次，见图 10 - 44。

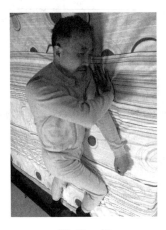 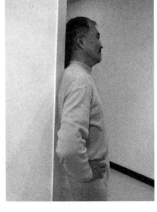 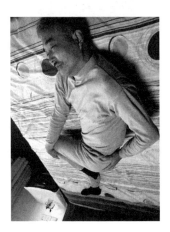

图 10 - 42　　　　　　　图 10 - 43　　　　　　　图 10 - 44

10. 仰卧位，双足着床，双手撑腰，做挺腹运动 5 次，见图 10 - 45。

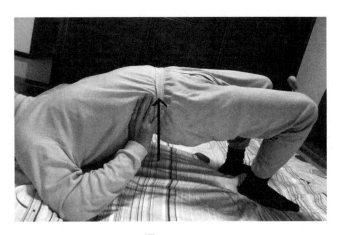

图 10 - 45

11. 双手交叉后托颈部，仰卧床上，做仰卧起坐 5 次，见图 10 - 46、图 10 - 47。

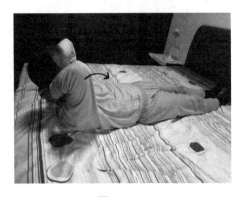 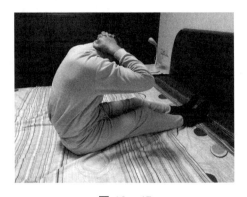

图 10 - 46　　　　　　　　　　　　图 10 - 47

12. 仰卧位屈膝,双手背向上,从身体两侧插于身下,用掌指关节突顶在腰脊柱两侧,在身体的压力下,掌指关节连续做伸屈运动,同时在身下上下移动 5 分钟,见图 10-48、图 10-49。

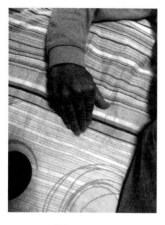
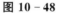

图 10-48

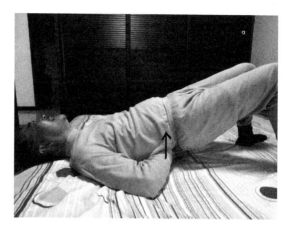

图 10-49

13. 半握拳,反手拳背叩拍腰部 3 遍,见图 10-50。

14. 器具拍打,用较柔软的按摩锤,依次拍打颈、肩、背、腰、臀部,每次 2～3 遍,见图 10-51、图 10-52。

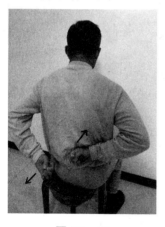

图 10-50

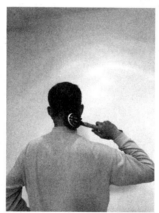

图 10-51

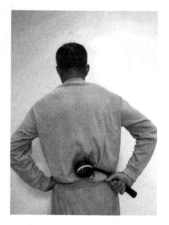

图 10-52

四、下肢部按摩法

1. 全掌推下肢前、后、内、外侧各 3 遍,见图 10-53。

2. 双手抱揉下肢 3 遍,见图 10-54。

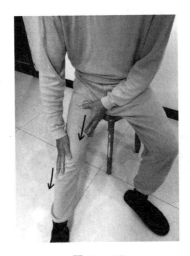

图 10 - 53

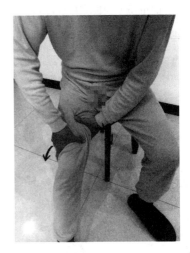

图 10 - 54

3. 仰卧，单手背向上平插于身下，用掌指关节突，顶于臀部。利用身体的压力，扭动臀部，以此拨臀部肌肉群，每侧 3 分钟，见图 10 - 55、图 10 - 56。

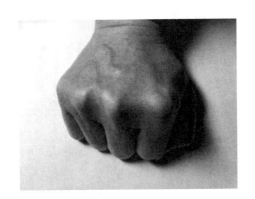

图 10 - 55

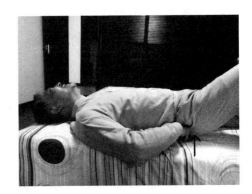

图 10 - 56

4. 仰卧屈膝并腿，同时做外展内收至极限位 10 次，见图 10 - 57。

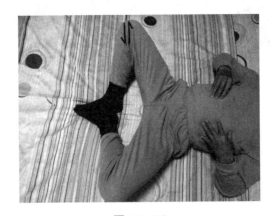

图 10 - 57

5. 仰卧屈单膝,双手交叉抱在膝关节上,用力向腹部搂压 3 次,再分别向内收、外展位搂压各 3 次。再同时屈双膝,叉手抱膝,向胸腹部搂压 3 次,见图 10－58、图 10－59。

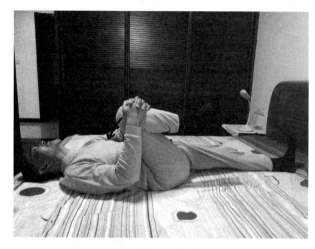

图 10－58　　　　　　　　　　　　图 10－59

6. 抱膝摇髋关节,顺逆时针方向各 3 圈,见图 10－60。

7. 仰卧,用一侧的足跟压推另一侧足底面,直至足趾端,左右腿交换进行,每侧 3 分钟,见图 10－61。

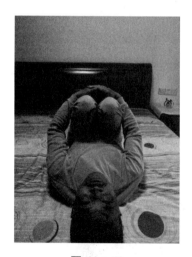
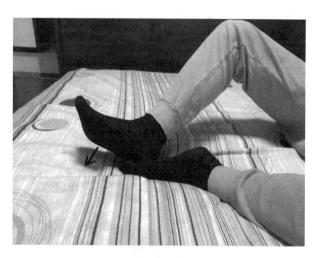

图 10－60　　　　　　　　　　　图 10－61

8. 取坐位,将一腿屈曲搬担在另一膝上,依次摇踝、跖趾关节,再拔伸趾关节,每处 1 分钟,见图 10－62。

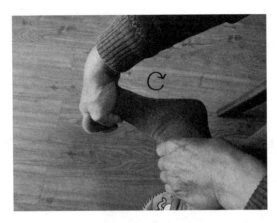

图 10 - 62

9. 中指近端指间关节突点揉环跳、殷门、风市、足三里、内外膝眼、血海、三阴交、阳陵泉、丰隆、委中、承筋、跗阳、昆仑、太溪穴,每穴半分钟,见图 10 - 63、图 10 - 64。

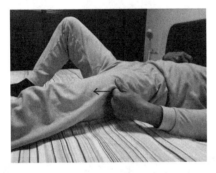

图 10 - 63

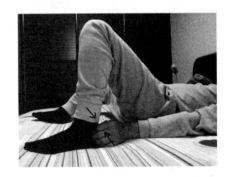

图 10 - 64

10. 端坐床上,用食、中指指间关节突分别点、刮、钳足底生物反射区,心、肝、脾、肺、肾、胃、大小肠区,每处 1 分钟,见图 10 - 65。

11. 坐位搬腿,单手掌搓足底涌泉穴,左右轮换,每侧 3 分钟,见图 10 - 66。

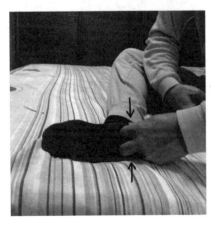

图 10 - 65

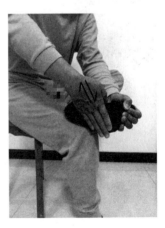

图 10 - 66

12. 坐位搬腿,单拳叩足底面 3 遍,左右交换,每侧 3 分钟,见图 10 - 67。

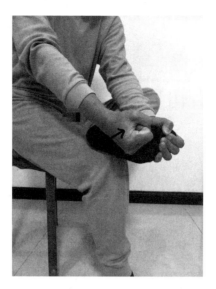

图 10 - 67

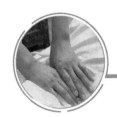

附录

相关图表

1. 迎香
2. 口禾髎
3. 承泣
4. 眉冲
5. 五处
6. 丝竹空
7. 瞳子髎
8. 本神
9. 头临泣
10. 水沟
11. 素髎
12. 鱼腰
13. 太阳
14. 上迎香

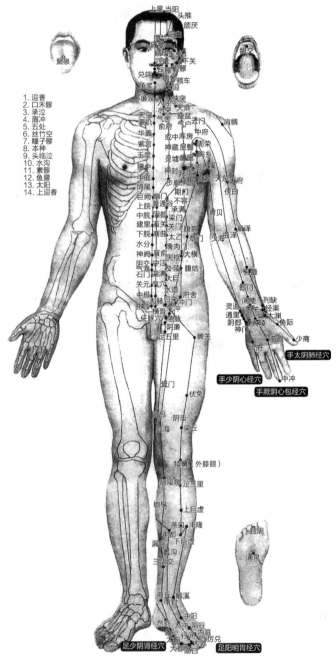

标准经穴部位图（一）

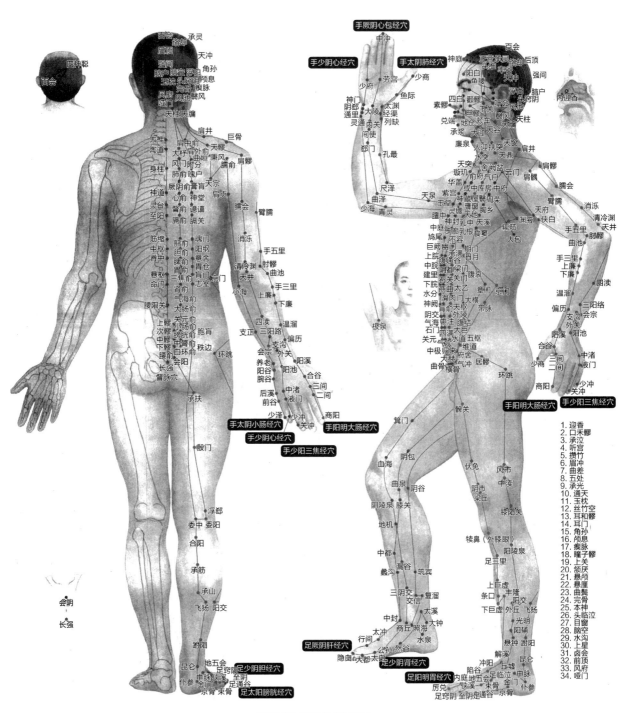

标准经穴部位图(二)

（注：以上穴位图为国家标准经穴部位挂图，可上网查找，也可参见书中第六章相关经脉腧穴图以及其他文献上经外奇穴走位图）

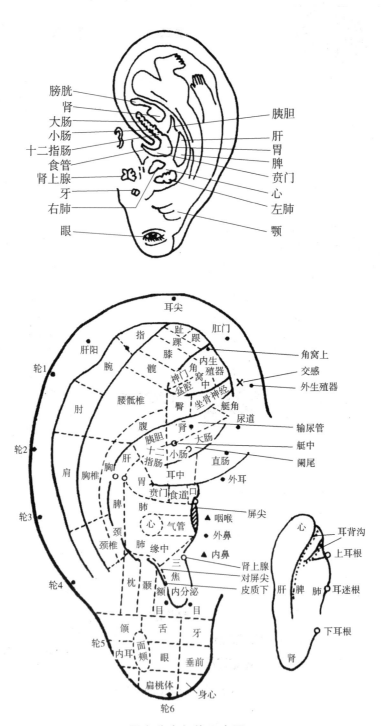

耳穴分布规律示意图

左足底

右足底

右足背

标准足部反射区（一）

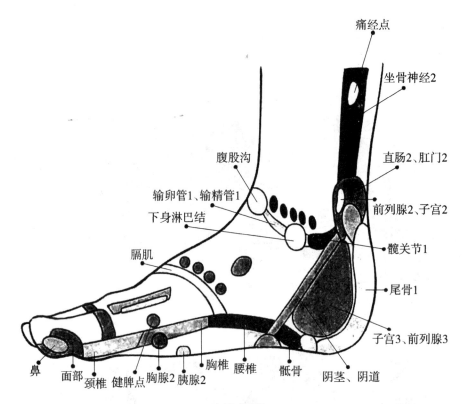

右足内侧

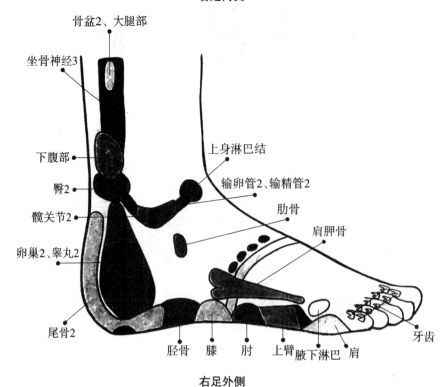

右足外侧

标准足部反射区（二）

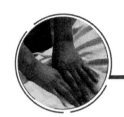

参考文献

[1] 甄志亚.中国医学史[M].南昌:江西科技出版社,1987.

[2] 骆竟洪.中华推拿医学志[M].重庆:科技文献出版社重庆分社,1987.

[3] 王维.西洋按摩术[M].海口:海南人民出版社,1989.

[4] 刘飞.亚洲各国按摩技法精髓[M].北京:中国盲文出版社,2012.

[5] 雷顺祥.《内经》多学科研究[M].南京:江苏科技出版社,1990.

[6] 《中医辞典》编委会.简明中医辞典[M].北京:人民卫生出版社,1979.

[7] 方药中.实用中医内科学[M].上海:上海科学技术出版社,1988.

[8] 郑洪新.中医学基础理论[M].北京:中国中医药出版社,2016.

[9] 高士濂,于频.人体解剖图谱[M].上海:上海科学技术出版社,1989.

[10] 郭士绂.临床骨科解剖学[M].天津:天津科学技术出版社,1988.

[11] [美]EL雷定.骨科实用生物力学[M].赵钟岳,译.北京:人民卫生出版社,1983.

[12] 宋一同.按摩推拿手法180种[M].北京:中国华侨出版社,1992.

[13] 《经络十讲》编写组.经络十讲[M].上海:上海人民出版社,1976.

[14] 龚兰生.内科手册(第四版)[M].上海:上海科学技术出版社,1998.

[15] [日]西园寺正幸.骨盆矫正压揉法图解[M].吴鹤山,译.哈尔滨:黑龙江科学技术出版社,1987.

[16] 孙呈祥.软组织损伤治疗学[M].上海:上海中医学院出版社,1988.

[17] 植兰英,蒙贵清.耳穴疗法[M].南宁:广西科学技术出版社,1990.

[18] 伍锐敏,袁永端,伍煌铮.足反射疗法[M].北京:中国医药科技出版社,1990.

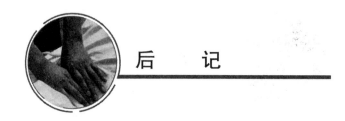

后　记

　　时光荏苒，岁月蹉跎。屈指一算，如今跨入中医行业已有 42 载。自编撰出版第一本中医书籍至今，亦已过去了整整 26 个春秋。

　　人至古稀，本想无忧无虑，安享晚年。然不时会有一种责任感萦绕心头，使之难以释怀。于是从去年下半年起，我又重新操起老笔，历时半年，与杨谦、李燕红两位医师合作，整理出这本关于中医按摩推拿方面的小册子，也算了结了一个从医者的心愿。

　　中华医学有着数千年的历史，其中蕴藏着广博而深邃的科学内涵。随着时代的迁移，在不断受到现代医学的冲击和锤炼中，中医不仅没有被时光所泯灭，反而撞出了灿烂的火花，且熠熠生辉。2015 年，屠呦呦领衔的科研团队荣获了诺贝尔生理学医学奖，就展现出中医药学坚韧的生命力。一句名言道出了一个真理：是金子总会发光的。

　　在这本小册子整理出版的过程中，我们曾接触过几位 90 后和 00 后的年轻人，他们给了我一些"衷言"，有的认为：人已进入暮年，何必再操心劳碌，还是安度晚年为好。也有的就直言：你花费这么多的时间和精力在这上面，能赚多少钱？书出后不知能有多少人看？如此，等等。他们质朴相言，也许是他们目前身强体壮、无痛无疾；也许他们从事的行业与此不相关；也许是他们对中医治病方法缺少认知；也许是彼此之间年龄有距，相隔着一条价值观上的代沟……但是我们坚信：自己亲身经过 30 余年的临床实践，所积累下来的经验是客观的，它所带来的社会效应，也是实实在在的。

　　在种种质疑声中，我们曾经动摇过，也曾想放弃过。但经过反复思考后，最终还是拿定了决心：不给人生留下遗憾！相信这本书的出版一定会发挥它应有的社会作用。于是，坚持了自己的初心并不遗余力地完成了此项工作。

　　经历了此事，我们进一步认识到：祖国医学是人类优秀的文化遗产，它的弘扬和振兴,不是一两个人的事情,而是全民族的共同历史责任。它寄希望于热心于此的年轻一代中医工作者和爱好者,也寄希望于在艰难的行程上勇于探索的后来人。

本书的编写,其中两位年轻的医生付出了很大的贡献,他们发挥所长,结合自己的临床实践,分别承担了以下内容的写作:杨谦医生主笔了第二章及"现代医学对按摩原理的认识""人体解剖学相关知识""指腕肘关节部位的医学名称"以及第九章中各科疾病现代医学概述部分。李燕红医生主笔第五章及"中医学对按摩原理的认识""辨证论治的诊疗观""人体经络系统主治疾病概要"以及"按摩的补泻手法"等章节。并且两人合作对全篇书稿进行了多次认真的校对。他们的敬业精神使我感到由衷的欣慰。

在这半年多筹划、整理、写作的日子里,我们也得到了许多热心的外行人的鼎力支持和始终如一的帮助。其中,刘桂珍同志为此放弃了许多周末和节假日,不求报酬地为本书拍摄图片;周磊同志利用班余时间一丝不苟地为本书绘制插图;王业华同志不厌其烦地为图片制作甘做模特;刘玉玲同志为书的版面设计倾心建言;牛飚同志为书的出版给予友情帮助。在此,对于他们热忱无私的付出深表衷心的感谢!

最后,要感谢东南大学出版社对本书的顺利出版给予的大力支持!

杨　飞

二〇二三年二月十日